BALANCE AUTÓNOMO
Explorando el vínculo entre la función autonómica y el ejercicio físico

Alexis Espinoza Salinas

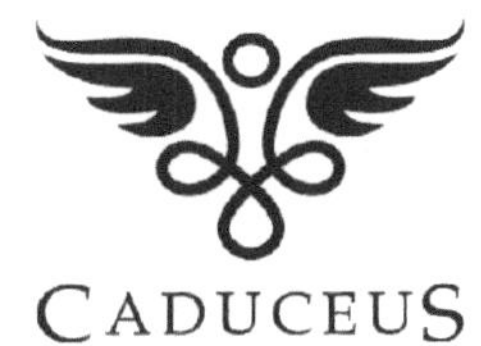

CADUCEUS

BALANCE AUTONÓMO
Explorando el vínculo entre la función autonómica y el ejercicio físico
© Alexis Espinoza Salinas

Editado por: Corporación Ígneo, S.A.C.
para su sello editorial Ediquid
José Olaya 169, Ofic. 504, Miraflores. Lima, Perú
Primera edición, diciembre, 2023

ISBN: 978-612-49439-2-8
Impresión bajo demanda

Hecho el Depósito Legal en la Biblioteca Nacional del Perú N° 2023-09781
Se terminó de imprimir en diciembre del 2023

www.grupoigneo.com
Correo electrónico: contacto@grupoigneo.com
Facebook: Grupo Ígneo | X: @editorialigneo | Instagram: @grupoigneo

Contenido

Introducción

Se ha identificado que el sistema nervioso autónomo (SNA) desempeña un papel crucial en la salud de los seres humanos. En las sociedades modernas, el estrés crónico asociado con un estilo de vida poco saludable contribuye a la disfunción del SNA, lo que se relaciona con la patogénesis de trastornos endocrinos, cardiovasculares, respiratorios, digestivos y psicológicos.

Dentro de las estrategias de intervención para el manejo del desbalance autonómico, se encuentra el control de los hábitos alimentarios y el ejercicio físico con el objetivo de generar una inhibición de la actividad simpática (Strüven *et al.*, 2021). Se ha observado que la regularidad del ejercicio físico produce adaptaciones que favorecen la activación vagal y disminuyen la descarga simpática en reposo, estableciendo un balance simpático-vagal. En esta línea, una modificación en el equilibrio del SNA se ha asociado con una disminución en la respuesta inflamatoria crónica, reduciendo la síntesis y liberación de citoquinas proinflamatorias (Strüven *et al.*, 2021).

Los beneficios cardiovasculares derivados de la práctica de ejercicio físico están reportados, con amplitud, por la bibliografía científica, en especial, la respuesta cardioprotectora. Algunos mecanismos responsables de estos efectos positivos son: la disminución de las demandas metabólicas sobre el miocardio y una mayor estabilidad eléctrica, los cuales están influenciados por el sistema nervioso simpático (SNS; Pazzianotto-Forti *et al.*, 2020).

Otro método de entrenamiento es el ejercicio de fuerza de prensión isométrica, considerado como una intervención de bajo costo con una adherencia superior en comparación con otras modalidades de ejercicio (Somani *et al.*, 2018). Este tipo de ejercicio implica una acción de la musculatura sostenida contra una carga o resistencia fija con un cambio mínimo o nulo en la longitud del grupo de músculos involucrados.

Diversos metaanálisis han evaluado el efecto del ejercicio de agarre isométrico sobre la presión arterial en reposo (PAR) y han mostrado reducciones significativas en la presión arterial sistólica (PAS) y la presión arterial diastólica (PAD; Almeida *et al.*, 2021). En esta línea, existen experiencias que han reportado modificaciones de la función autonómica, lo que se explicaría por los niveles de catecolaminas en plasma, hormonas producidas por las glándulas suprarrenales, que incluyen la adrenalina, noradrenalina y la dopamina, así como los niveles de óxido nítrico y la neuromodulación (Besnier *et al.*, 2017).

En este documento se describirán las principales adaptaciones del SNA asociadas con la práctica del ejercicio físico, abordando generalidades y describiendo las respuestas fisiológicas del entrenamiento físico.

Capítulo I
Fisiología del sistema nervioso autónomo

1.1 Generalidades

Para una introducción adecuada y una comprensión óptima del funcionamiento del sistema nervioso, se entiende que el sistema nervioso central (SNC) es una de las dos divisiones principales del sistema nervioso (SN), junto con el sistema nervioso periférico (SNPe). El SNC está compuesto por el cerebro y la médula espinal, mientras que el SNP incluye todos los nervios que se extienden fuera del cerebro y de la médula espinal para su conexión con el resto del cuerpo.

El sistema nervioso autónomo (SNA) se divide en dos ramas principales: el sistema nervioso simpático (SNS) y el sistema nervioso parasimpático (SNP; Gibbons, 2019). Ambos trabajan en conjunto para la regulación de las funciones corporales involuntarias. El SNS prepara al cuerpo para una respuesta de lucha o huida en situaciones de estrés, mientras que el SNP está involucrado en la restauración de la calma y la relajación. Ambas subdivisiones tienen diferentes efectos sobre los órganos y tejidos del cuerpo y trabajan en conjunto para mantener la homeostasis. Algunos autores definen al SNS como catabólico, ya que activa las respuestas estresoras, y el SNP como anabólico, por su función conservadora y restablecedora.

Desde una perspectiva anatómica, es importante comprender que estos sistemas salen de estructuras específicas, por un lado las fibras nerviosas que conforman el SNS se originan en la médula espinal, con exactitud, en los segmentos torácicos y lumbares, y se extienden a lo largo de todo el cuerpo. Por otro lado, las fibras nerviosas del SNP se originan en el tronco cerebral y la médula espinal, de modo específico en los segmentos sacros, y se extienden de manera primordial en las estructuras del cuello, el tórax, el abdomen y la pelvis.

Entonces el SNA, como ya se dijo, es una parte del sistema nervioso periférico que regula las funciones corporales involuntarias, incluyendo la regulación del ritmo cardíaco, la digestión, la respiración y la sudoración.

El SNS se activa en situaciones de estrés o peligro, y produce una respuesta conocida como «lucha o huida» que aumenta la frecuencia cardíaca (FC), dilata las pupilas, y dirige el flujo de sangre hacia los músculos y los órganos vitales. Por su parte, el SNP se activa en situaciones de relajación y descanso y produce una respuesta «descanso y digestión» que reduce la FC, contrae las pupilas, y dirige el flujo de sangre hacia los órganos digestivos (Benarroch, 2020).

Además de estas dos ramas principales, existe una tercera rama llamada el sistema nervioso entérico, que controla la actividad del sistema digestivo. El sistema nervioso entérico actúa de manera autónoma pero también recibe señales de los otros dos sistemas nerviosos (Sharkey & Mawe, 2023).

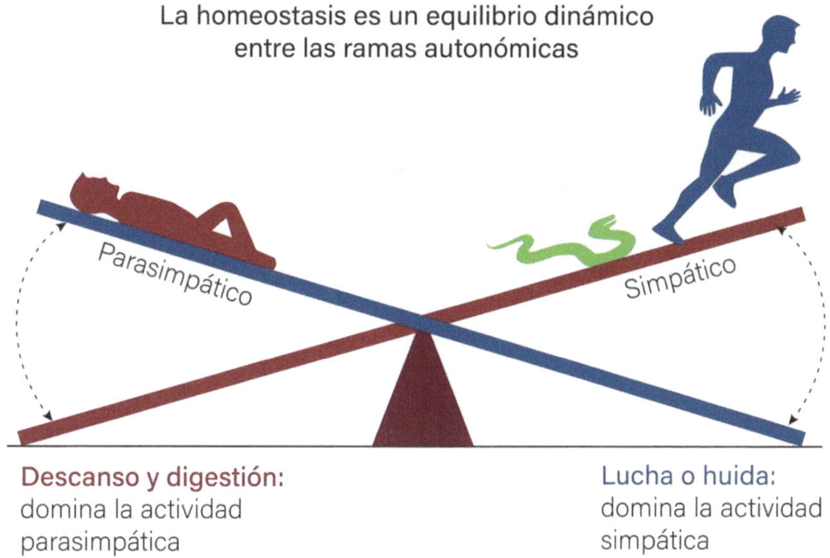

Figura 1. Sistema autonómico. Relación entre activación simpática y parasimpática.

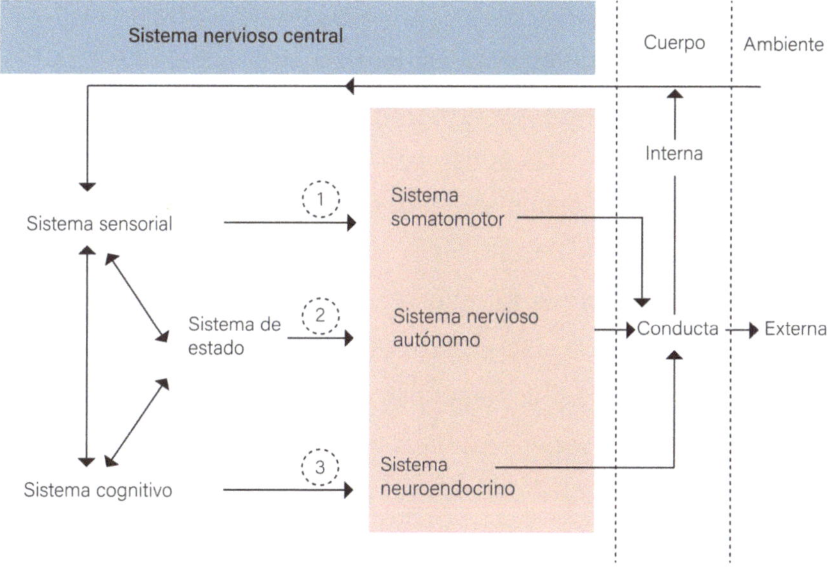

Figura 2. Funcionamiento integral del sistema nervioso central vinculado a
los sistemas somatomotor, autonómico y neuroendocrino.

En general, el SNA es crucial para el mantenimiento del equilibrio interno del cuerpo y para la adaptación a los cambios en el entorno. Las disfunciones en el sistema nervioso autónomo inciden en una variedad de trastornos clínicos, incluyendo enfermedades cardiovasculares, trastornos digestivos, trastornos respiratorios, trastornos del sueño y alteraciones del ritmo circadiano (Benarroch, 2020).

1.2 Sistema nervioso simpático

El SNS consta de dos grupos de neuronas: simpáticas preganglionares (presinápticas) y posganglionares (postsinápticas), organizadas en serie y conectados mediante sinapsis. Las neuronas preganglionares se ubican en la columna a nivel torácico y lumbar en la médula espinal y extienden sus axones para conectarse con las neuronas posganglionares que se localizan en los ganglios paravertebrales, las cuales se localizan justo en la cara anterior y lateral de la médula espinal de modo bilateralmente simétrico. La cadena de ganglios se extiende desde la parte superior del cuello hasta el hueso coxal, formando los ganglios coxales.

Los ganglios prevertebrales (colaterales) reciben información de los nervios esplácnicos e inervan los órganos de la región abdominal y pélvica. Las neuronas de los ganglios paravertebrales envían proyecciones axonales hacia la pupila, el corazón, el sistema respiratorio, los vasos sanguíneos y las glándulas exocrinas de la cara, el tronco y las extremidades, mientras que las neuronas prevertebrales inervan abdominales, pélvicos y órganos perineales (Alshak & Das, 2023). Los somas de las células preganglionares del SNS se localizan en el asta intermediolteral de la médula espinal entre T1 y L2 o L3. Dos neurotransmisores importantes del sistema nervioso autónomo son:

- **Acetilcolina**: las fibras que secretan acetilcolina (fibras colinérgicas) incluyen todas las fibras preganglionares, todas las fibras parasimpáticas posganglionares y algunas fibras simpáticas posganglionares (las que inervan los músculos piloerectores, las glándulas sudoríparas y los vasos sanguíneos).
- **Noradrenalina**: las fibras que secretan noradrenalina (fibras adrenérgicas) incluyen a la mayoría de las fibras simpáticas posganglionares. Las glándulas sudoríparas de las palmas y las plantas también responden en cierta medida a la estimulación adrenérgica.

En otro sentido, la evidencia emergente sugiere que los nervios simpáticos influyen de forma recíproca en el desarrollo y la maduración de los nervios inervados (Kreipke & Birren, 2015). Sin embargo, los avances en los análisis transcriptómicos unicelulares revelan que las neuronas del sistema nervioso simpático son, de manera notable, heterogéneas y que la adquisición tanto molecular como celular producen la diversidad necesaria para la satisfacción de las demandas funcionales de los diferentes órganos periféricos que se generan durante el desarrollo. Los ganglios simpáticos también contienen glía satélite, una célula glial poco conocida. Población que forman una vaina apretada alrededor del soma, las dendritas y las sinapsis han propuesto funciones en la morfogénesis y actividad neuronal (Hanani & Spray, 2020). Así, el establecimiento de circuitos neuronales simpáticos funcionales implica interacciones coordinadas entre neuronas, células gliales y tejidos periféricos.

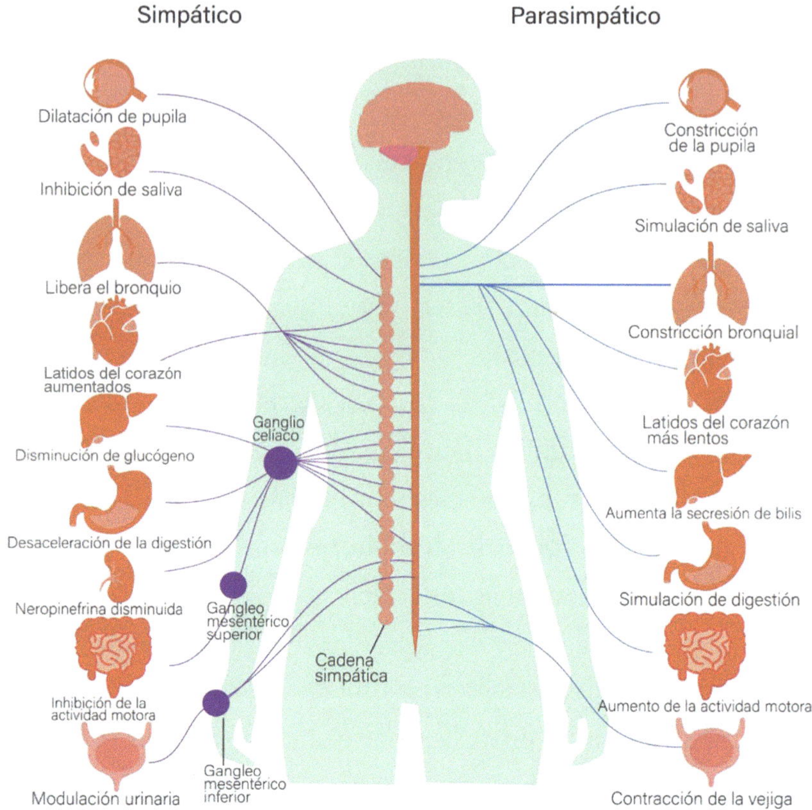

Figura 3. Origen e inervación simpática y parasimpática en el organismo.

1.3   Sistema nervioso parasimpático

El sistema nervioso parasimpático (SNP) es el responsable de la regulación de las funciones corporales normales en situaciones de calma y descanso, por lo que actúa como antagonista del sistema nervioso simpático (SNS) en la mayoría de las respuestas fisiológicas la transmisión de señales nerviosas en el SNP se produce a través de la liberación del neurotransmisor acetilcolina por la neurona pre y postsináptica, lo que da como resultado la relajación del músculo liso, la disminución de la FC y la producción de saliva, además del estímulo de la micción (Koeppen & Stanton, 2017).

Este sistema está relacionado con funciones protectoras y de conservación del organismo, ya que ayuda al mantenimiento de una homeostasis adecuada debido a la disminución de la actividad del sistema cardiovascular y respiratorio y al aumento de la actividad del sistema digestivo y urinario. También reduce la respuesta de estrés en el cuerpo y promueve la recuperación después de situaciones estresantes o peligrosas.

Por lo anterior, el SNP es un sistema esencial para el mantenimiento del equilibrio corporal y de la salud general, trabajando en conjunto con el SNS como garante de una respuesta adecuada y equilibrada ante situaciones de estrés y calma. La liberación de acetilcolina por parte del SNP promueve la relajación y el bienestar, lo que favorece el funcionamiento adecuado de los órganos viscerales del cuerpo.

1.4 Receptores adrenérgicos

Los cuerpos de las células preganglionares del SNP se localizan en el tronco encefálico y la porción sacra de la médula espinal. Las fibras preganglionares salen del tronco encefálico con los nervios craneales III, VII, IX y X (vago) y salen de la médula espinal en S2 y S3; el nervio vago contiene alrededor del 75 % de todas las fibras parasimpáticas.

Los ganglios parasimpáticos (ganglios ciliar, esfenopalatino, ótico, pélvicos y del vago) se localizan dentro de los órganos efectores, y las fibras posganglionares tienen solo 1 o 2 mm de longitud. Por lo tanto, el SNP puede producir respuestas específicas localizadas en órganos efectores, tales como:

i) vasos sanguíneos de la cabeza, el cuello y las vísceras toracoabdominales;

ii) glándulas lagrimales y salivales;

iii) músculo liso de las glándulas y las vísceras (hígado, bazo, colon, riñones, vejiga, genitales); y

vi) músculos de la pupila.

Los receptores adrenérgicos son proteínas ubicadas en la superficie de las células que se unen a las catecolaminas, que son neurotransmisores como la adrenalina (epinefrina) y la noradrenalina (norepinefrina). Estos receptores se dividen en dos clases principales: receptores adrenérgicos alfa y receptores adrenérgicos beta (Koeppen & Stanton, 2017).

Receptores adrenérgicos alfa:

- **Alfa-1a**: se encuentran, en su mayoría, en las células musculares lisas de los vasos sanguíneos. Su activación causa vasoconstricción de los vasos sanguineos periféricos, lo que aumenta la presión arterial.

- **Alfa-1b**: se encuentran en las células musculares lisas del tracto gastrointestinal y en las células hepáticas. Su activación causa la relajación del músculo liso gastrointestinal y estimula la liberación de glucosa en el hígado.

- **Alfa-1d**: se encuentran en las células musculares lisas de las arterias coronarias y las arterias cerebrales. Su activación conlleva a la constricción de estas arterias y a la reducción del flujo sanguíneo.

- **Alfa-2a**: se encuentran, en su mayoría, en el sistema nervioso central, donde actúan como inhibidores presinápticos. Su activación reduce la liberación de noradrenalina y, por lo tanto, disminuye la actividad del SNS.

- **Alfa-2b**: se encuentran en las plaquetas sanguíneas y en las células de algunas glándulas. Su función principal es modular la liberación de ciertos neurotransmisores y hormonas.
- **Alfa-2c**: se encuentran en varias regiones del cerebro y en las células musculares lisas de los vasos sanguíneos. También están implicados en la modulación de la liberación de neurotransmisores.

Receptores adrenérgicos beta:

- **Beta-1**: se encuentran, en el corazón, en las células del músculo cardíaco. Su activación aumenta la frecuencia cardíaca y la fuerza de contracción, lo que aumenta el gasto cardíaco.
- **Beta-2**: se encuentran en las células musculares lisas de los bronquios, los vasos sanguíneos periféricos y el útero. Su activación provoca la relajación de los músculos bronquiales, dilatación de los vasos sanguíneos y la relajación del útero.
- **Beta-3**: se encuentran principalmente en el tejido adiposo. Su activación estimula los mecanismos de lipólisis, es decir, la liberación de ácidos grasos del tejido adiposo.
- **Beta-4**: se encuentran en el tejido cardíaco y también están involucrados en la regulación de la frecuencia cardíaca y la fuerza de contracción.

Los receptores adrenérgicos tienen efectos diferentes según el tejido en el que se encuentren y los ligandos (catecolaminas) que se unan a ellos. Además, existen medicamentos llamados agonistas y antagonistas adrenérgicos que se utilizan para la modulación de la actividad de estos receptores con fines terapéuticos en diversas condiciones médicas.

Capítulo II

La fisiología y naturaleza del estrés

El estrés es parte de la naturaleza humana, es la herramienta que el ser humano desde los orígenes de su existencia ha utilizado para la subsistencia y la lucha por su supervivencia. De esa manera el estrés se considera bueno (eutrés), cuando sirve al ser humano para la consecución de sus objetivos, logro de metas o superación de obstáculos y el estrés malo (distrés) cuando conlleva más riesgos que beneficios y se transforma en un factor desencadenante de enfermedades asociadas al estrés.

La palabra estrés proviene del griego *stringere*, pasó al latín como *strictus* y de este al francés antiguo como *strece*. El término *stress* como forma más cercana fue propuesto —para los fines de abordaje teórico— por el endocrinólogo Hans Selye y significa «provocar tensión». Es la respuesta física o emocional del organismo ante una situación que le exige una demanda de cambio real o imaginario y que produce adaptación o tensión ante una situación determinada (Selye, 1956).

De esa manera se define al estrés como un estímulo específico que propicia el mantenimiento de la homeostasis fisiológica, psicológica y del comportamiento de un ser humano ante presiones tanto internas como externas. Por ejemplo, cuando van a entregar el resultado final de un examen que indicaría si aprueba o reprueba un módulo académico, el ser humano inicia una «respuesta ante el estrés», término conocido como síndrome de adaptación general, uno de los primeros en describir el concepto fue Selye.

2.1 Respuesta fisiológica del estrés

Ante un estímulo estresor físico o mental nuestro organismo activa procesos de respuestas complejas que involucran tanto al sistema nervioso como al endocrino. Desde el sistema nervioso las estructuras involucradas son el hipotálamo —situado en la base del cerebro— que actúa como mediador e intermediario entre el sistema nervioso simpático y el endocrino e inerva al corazón, los vasos sanguíneos y la médula adrenal. Y desde el sistema endocrino está la hipófisis o glándula pituitaria —que se aloja en la zona ósea llamada silla turca en la base del cráneo— la cual está conectada de manera estructural y funcional con el hipotálamo y las glándulas suprarrenales ubicadas sobre los riñones, formadas por corteza y médula y cumplen con la función de síntesis de corticosteroides y de catecolaminas como respuesta al estrés.

Estas estructuras en conjunto conforman el eje hipotalámico-hipofisario-suprarrenal (HHS) el cual se relacionan con amplitud en la armonización entre la respuesta hormonal y la respuesta inflamatoria al estrés. Su principal rol es el control de las reacciones al estrés pero de manera simultánea está involucrada con otros sistemas como: el sistema metabólico, el sistema cardiovascular, el sistema inmunitario y el sistema reproductivo.

La conexión anatómica entre las áreas del cerebro de la amígdala, hipocampo y la corteza pre frontal facilitan la activación del eje HHS, pues la información sensorial llega al cuerpo lateral de la amígdala la cual se procesa y se transmite al núcleo central de la amígdala, que luego se proyecta a varias partes del cerebro. Luego en el hipotálamo, los impulsos de señales emitidos; con anterioridad; activan tanto al sistema nervioso simpático como a los sistemas de modulación del eje HHS (Freberg, 2015).

Cuando un ser humano se expone a un agente estresor de índole física y psicosocial se expresa un desequilibrio de la homeostasis de una persona, dando por comienzo a esa respuesta de lucha o huida, controlada por el eje hipotálamo-hipofisario-suprarrenal (HHS) quien garantiza la supervivencia frente a situaciones de riesgo vital.

La primera respuesta se origina a nivel de las estructuras límbicas (hipocampo, la circunvolución cingulada, la amígdala, la circunvolución del hipocampo y partes del tálamo) que inician la activación del eje HHS en el núcleo paraventricular hipotalámico (NPV). Estas estructuras límbicas también abarcan proyecciones directas desde el núcleo central de la amígdala e indirectas al NPV hipotalámico a través del núcleo del lecho de la estría terminal.

Las neuronas parvocelulares del NPV sintetizan de manera incremental la hormona liberadora de corticotropina (CRH) en la hipófisis anterior, la cual ejerce un efecto activador sobre el SNS al activar el locus coeruleus y regula la transcripcion del gen de la proopiomelanocortina a traves de los receptores 1 de CRH (CRHR1), que estimulan la produccion y secrecion de la hormona adrenocorticotropina (ACTH) en el flujo sanguineo sistemico. La CRH es conocida como reguladora de la neurotransmision de 5-HT (serotonina), por lo tanto, los cambios de niveles de la CRH producida por los agentes estresores en los componentes del eje HHS contribuyen a las anomalías en la regulación de la serotonina (*Hypothalamic-pituitary-adrenal axis and stress*, 2020).

Desde allí, la ACTH llega a las glándulas suprarrenales e inicia la biosíntesis y liberación de glucocorticoides (GC), a través de dos tipos de receptores que se hallan distribuidos en casi todos los tejidos y tienen capacidad para unirse al ADN, ejerciendo acciones en la transcripción de genes. Cuando existen bajas concentraciones de estrés se unen con preferencia a los receptores mineralococorticoides (RM) y a concentraciones altas son ocupados por los receptores de glucocorticoides (RG). La unión de los GC a los receptores RM o RG en el NPV produce el mecanismo de retroalimentación negativa del eje HHS produciendo que la hipófisis inhiba la actividad del eje HHS a través de una regulación a la baja de la biosíntesis y liberación de CRH y ACTH. Además, la unión de GC en el hipocampo activa las neuronas gabaérgicas que se proyectan al NPV e inhiben la actividad del eje HHS (*Hypothalamic-pituitary-adrenal axis and stress*, 2020).

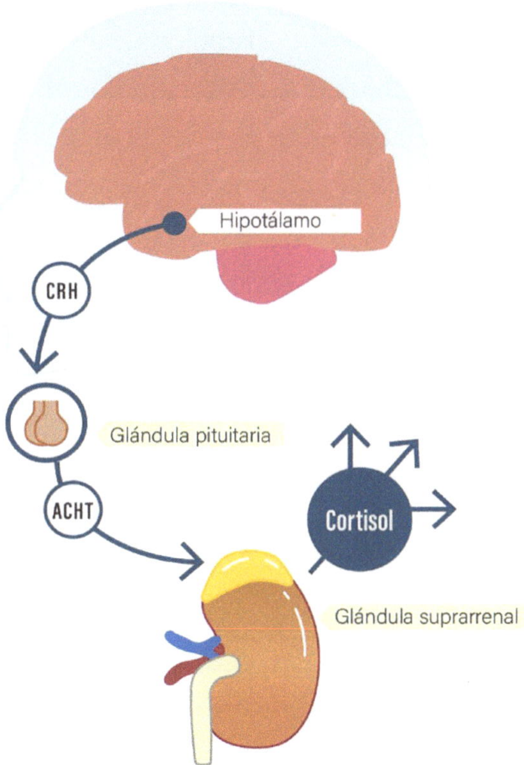

Figura 4. Eje hipotalámico-hipofisario-suprarrenal.

Otro actor en la regulación de la respuesta al estrés es la hormona antidiurética (ADH) o también conocida como vasopresina. El efecto de la ADH por sí sola sobre la liberación de ACTH es insignificante, pero en combinación con la CRH, actúa generando una sinergia y se potencia la liberación de ACTH. En condiciones de estrés crónico, los receptores CRHR1 se desensibilizan a la CRH, mientras que los receptores ADH se sensibilizan, perpetuando la respuesta de estrés y la liberación de ACTH y GCs (*Hypothalamic-pituitary-adrenal axis and stress*, 2020).

En respuesta al cambio del eje HHS el organismo genera cambios fisiológicos como la elevación de glucosa, leucocitos, hematíes y plaquetas en sangre, aumento de la frecuencia cardíaca, incremento de la fuerza de contracción del músculo cardíaco y de la respiración, mayor dilatación de los vasos coronarios y de los músculos esqueléticos, activación de macrófagos periféricos y centrales productores de agentes proinflamatorios, relajación de la vejiga, contracción del recto, dilatación de las pupilas y aumento de la sudoración.

De estos cambios metabólicos lo más característico es la producción de las hormonas del estrés que —en una primera fase— durante los primeros segundos de enfrentarse a una situación o agente estresor se aumenta la secreción de las catecolaminas (adrenalina y noradrenalina) en el SNS y —en una segunda fase— en unos minutos después, disminuye la secreción de la hormona secretora de gonadotrofina, que de modo rápido disminuye la secreción hipofisaria de gonadotrofinas, aumenta la secreción hipofisaria de prolactina, la hormona de crecimiento, la secreción pancreática de glucagón y de opioides endógenos. Sus efectos generan cambios en los tejidos afectados pero con retraso, ya que ejercen su efecto a través de mecanismos con intermediarios que involucran segundos mensajeros y transcripción de proteínas, mientras que los efectos de la activación simpática de la primera fase son directos y, por lo tanto, más rápidos (Nicolaides *et al.*, 2015).

2.2   Fase de respuestas del estrés

Una situación estresora activa un conjunto de reacciones que implican respuestas conductuales y fisiológicas (neuronales, metabólicas y neuroendocrinas) que permiten al ser humano responder al agente estresor de la manera más adaptada y eficiente posible. Entonces, una vez que se alcanza un umbral determinado asociado con un estímulo estresante, se activan tres componentes principales en el cuerpo: i) Alarma de reacción: agente desestabilizador interno, ii) Adaptación: respuesta del organismo para el restablecimiento de la homeostasis y iii) Agotamiento: pérdida de la respuesta del organismo por superación del agente externo.

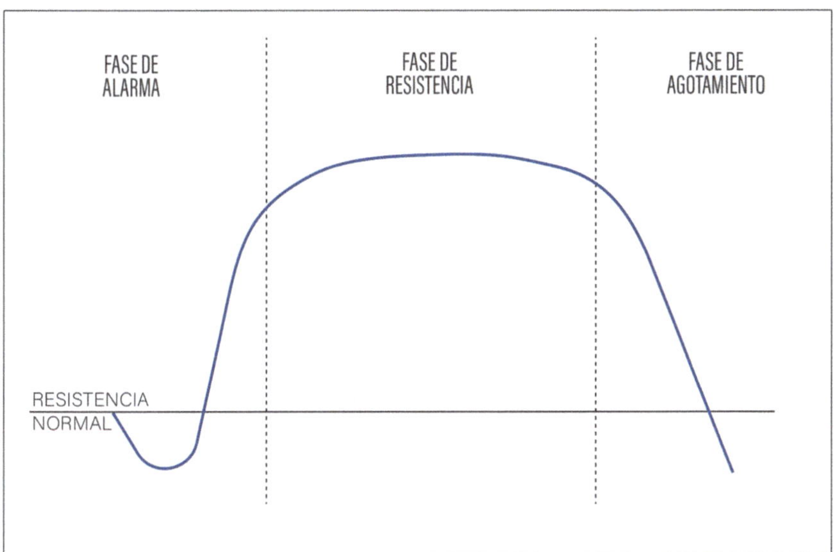

Figura 5. Fases de respuesta al estrés.

En primer lugar, se activa una fase de alerta que produce la activación del sistema nervioso simpático (SNS). Esta respuesta prepara al organismo para el enfrentamiento o el escape de la amenaza, cuyo objetivo es el suministro de la energía ante la situación de urgencia. El flujo sanguíneo, de modo específico, se incrementa hacia el corazón, pulmones, cerebro y posibles músculos que se activan, lo anterior se genera a partir de una redistribución del flujo sanguíneo secuestrando volumen sanguíneo desde territorio esplénico, renal y cutáneo. Además, genera incremento de la frecuencia respiratoria, sudoración, y una mayor atención y concentración, facilitando los recursos ante una actuación. Esta reacción de alarma dura poco tiempo, pero el organismo necesita un tiempo determinado para su recuperación. Si esta recuperación no se produce se entra a la siguiente fase.

En segundo lugar, la fase adaptativa (o resistencia) que se activa solo si el estrés se mantiene. Activando las glándulas suprarrenales (en la zona fasciculada) desde donde se libera un segundo tipo de hormona, el cortisol, además de la adrenalina. Estas hormonas tienen por función mantenimiento constante del nivel de glucosa sanguínea con el propósito de suministrar ATP de forma inmediata a los diferentes tejidos que necesitan energía de forma anticipada, en especial, a órganos como: el corazón, el cerebro y los músculos que participaran en alguna actividad, como por ejemplo músculos locomotores que se preparan para el inicio de una carrera. Por una parte, la adrenalina suministra la energía de urgencia; a su vez, el cortisol asegura la renovación de las reservas energéticas a partir del glucógeno y triglicéridos.

La fase de agotamiento se instala si la situación persiste y se acompaña de una alteración hormonal crónica (con consecuencias orgánicas y psiquiátricas). Activando el eje hipotálamo-hipofisario-adrenal (HHA), el cual regula la liberación de hormonas de estrés en el cuerpo de forma constante. También se observaría una respuesta de colapso por la intensidad del estrés, apareciendo alteraciones psicosomáticas.

2.3 Enfermedades relacionadas con el estrés

Ya descrito, el estrés comienza con varios estímulos (visuales, auditivos, olfatorios, táctiles, térmicos o combinados) los cuales son captados por receptores específicos, transmitiendo el estímulo hacie el SNC por distintas vías aferentes hasta centros integradores hipotalámicos y diencefálicos, de manera refleja produce cambios fisiológicos temporales producto de la estimulación y respuesta simpática. La naturaleza refleja de estos procesos permiten que el ser humano reaccione «luchando o huyendo» con una capacidad inmediata, estimulando un mecanismo endocrino como la secreción hormonal de catecolaminas (noradrenalina y adrenalina), además creando efectos simpaticomiméticos que provocan elevación temporal de la presión arterial (PA), así como también de los niveles de glucosa sanguíneos, condiciones que favorecen una mayor y mejor actividad muscular.

Por lo tanto, cuando un estado de estrés se prolonga y se vuelve crónico estas respuestas metabólicas pueden desarrollar enfermedades: cardiovasculares, metabólicas (como la diabetes *mellitus*), digestivas, ginecológicas, dermatológicas, trastornos nutricionales, neurológicas, osteomusculares, autoinmunes y emocionales como la depresión, ansiedad y delirios.

Existen evidencias claras sobre la influencia del estrés en las enfermedades cardiovasculares. La activación del SNS obliga al aumento de la frecuencia cardíaca, de tal manera que existe una mayor demanda miocárdica de oxígeno, a su vez, se genera una reactividad vascular dispersando el intervalo QT de un electrocardiograma y provocando una elevación de la PA. Al mismo tiempo, desciende la variabilidad de la frecuencia cardíaca y la capacidad de fibrinolisis, siendo el estrés como factor de riesgo para enfermedades cardiovasculares como: isquemia cerebral (ictus) y sobre todo miocárdica (angina de pecho, infarto sintomático o asintomático). También se asocia a hipertensión arterial y a arritmias malignas (Chinnaiyan, 2019).

En relación con la diabetes *mellitus* el estrés psicológico provoca un aumento de las concentraciones séricas de glucocorticoides y de la liberación de catecolaminas, lo que aumenta la necesidad de insulina. Los glucocorticoides ejercen un fuerte impacto fisiológico en el metabolismo de la glucosa —de manera directa o indirecta— causando un efecto hiperglucémico, pudiendo progresar en el desarrollo de una resistencia a la insulina y dando origen a diabetes *mellitus* tipo 2. Incluso las complicaciones diabéticas, como la neuropatía diabética, se han asociado a un aumento específico y persistente de la actividad del eje HHS (Ingrosso *et al.*, 2023).

Entre otras respuestas relacionadas con el estrés se identifican las siguientes enfermedades: úlceras digestivas, inflamación intestinal, colon irritable; en las enfermedades ginecológicas: disfunción eréctil, amenorrea, anorgasmia; en las enfermedades dermatológicas se presentan las reacciones alérgicas o dermatitis; en los trastornos nutricionales la bulimia y la anorexia; en las enfermedades neurológicas las cefaleas tensionales e insomnio y en las enfermedades osteomusculares las contracturas, artralgias y fibromialgia.

2.4 Agentes estresores

Después de las bases generales de la fisiología, las manifestaciones y la relación que tiene con otras enfermedades del estrés, es necesario el conocimiento del estrés como estímulo o agente estresante, el cual es el resultado de la interacción entre las características del ser humano y las demandas del medio. Estos agentes estresores se clasifican en físicos y psicosociales, y dentro de los psicosociales el estrés personal, el social y el laboral.

El estrés físico se ha reconocido como un agente estresor importante. Es así, como el ejercicio físico de intensidad vigorosa podría considerarse como una condición de estrés, debido a que genera una descarga adrenérgica importante en respuesta a los requerimiento energéticos y mecánicos, asociada a la actividad del sistema nervioso simpático modulada por el eje HHS. Incluso ejercicios aeróbicos, de baja intensidad, y de larga duración, estimulan también este eje HHS pero en menor magnitud que el ejercicio vigoroso, de forma que se elevan todas las hormonas del estrés.

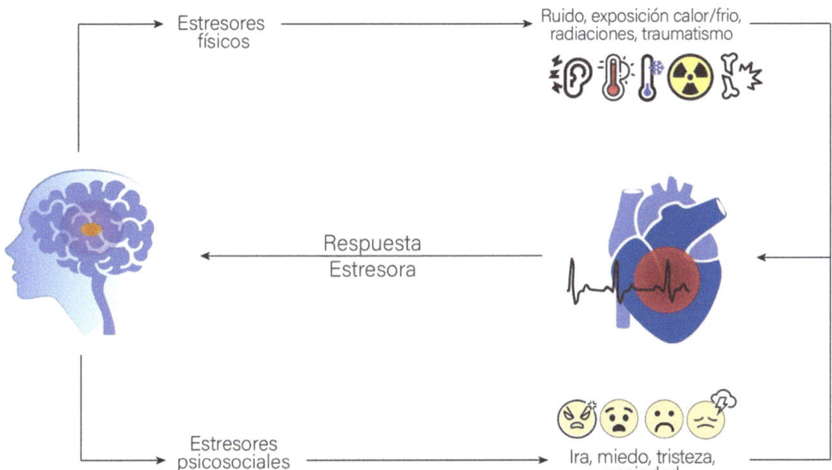

Figura 6. Agentes estresores físicos y psicosociales del estrés.

Este sobresfuerzo en seres humanos por agentes físicos se traduce en fatiga, agotamiento y, en última instancia, podría aparecer algún evento cardiovascular. Además del ejercicio físico, existen otros agentes estresores físicos, como los traumatismos, las intervenciones quirúrgicas, el ruido, las toxinas (en el ambiente, en los alimentos) y las radiaciones, la mayoría de estos agentes estresores son de difícil modificación.

En relación con los agentes estresores psicosociales, está enfocado en cómo cada ser humano afronta los desafíos ambientales diarios los cuales están determinados por diversos factores genéticos, ambientales, físicos, la experiencia o la ayuda social, entre otros. Pero muchas veces estas experiencias son repetitivas e incontrolables, los cuales crean un desgaste en el ser humano, produciendo una notable influencia perniciosa sobre su salud, manifestada por la expresión de enfermedades cardiovasculares o de trastornos emocionales como la ansiedad y la depresión. Por lo tanto, se reconoce que el elemento esencial que emplea el ser humano para hacer frente al estrés es la respuesta ante el estrés personal, el estrés social y el estrés laboral (Molina-Jiménez *et al.*, 2008).

El estrés personal corresponde con la personalidad y el estado de ánimo del ser humano para relacionarse, y el modo como interactúa con su ambiente o situaciones cotidianas. Existe ciertos rasgos de personalidad y trastornos de ánimo que son fuente de estrés como los sentimientos de frustración, ira, odio, celos, miedo, tristeza, culpa o inferioridad, que los lleva a vivir en estado de alerta, con gran ansiedad y competitividad en relación con otros seres humanos en las mismas circunstancias.

En relación con el estrés social, hay acontecimientos importantes que producen cambios en el ámbito familiar, laboral y económico. Constituyendo una fuente de inestabilidad e inseguridad que genera estrés.

Y el estrés laboral aparece cuando las exigencias del trabajo no se ven igualadas por las capacidades, los recursos o las necesidades del trabajador. Las causas comunes de estrés son ocasionadas cuando se suscitan faltas de control sobre el trabajo que se realiza, monotonía, plazos ajustados, trabajo a alta velocidad, exposición a la violencia y peligrosidad propiciando la inconformidad, la desilusión, la depresión y la ansiedad.

2.5 Tratamientos del estrés

Por la complejidad y lo multifactorial del estrés, su tratamiento debe hacerse de forma multidimensional e interdisciplinaria: el estrés físico y emocional afecta tanto a la esfera personal como a la social, y son causados por muchas variables, donde un solo tratamiento no lo abordará de la mejor manera. El tratamiento del estrés incluye medidas farmacológicas y, sobre todo, no farmacológicas.

De los tratamientos no farmacológicos, la respuesta del ejercicio físico disminuye los niveles de estrés por las series de adaptaciones fisiológicas que reducen la ansiedad y los niveles elevados de cortisol, expresan factores neurotróficos y marcadores de plasticidad sináptica que contribuye al mejoramiento del estado de ánimo y de las capacidades cognitivas (incluidas la memoria y el aprendizaje) y reducen los factores inflamatorios presentes por el estrés (Nowacka-Chmielewska *et al.*, 2022).

La alimentación saludable y equilibrada es un tratamiento no farmacológico eficaz, pues el aporte de los nutrientes necesarios (carbohidratos, proteínas, grasas, vitaminas y oligoelementos) distribuida en verduras, frutas y fibra, y baja en grasas y azúcares fortalecen al organismo, evitan los desbalances y favorecen al sistema inmunológico. Además, la disminución o supresión del consumo de alimentos nocivos o de sustancias que potencien al estrés como el tabaco, el café y el alcohol (Solomou *et al.*, 2023).

Otro tratamiento no farmacológico es el equilibrio de las horas necesarias de sueño. El descanso restaura los procesos corporales que contrarrestan el impacto negativo del estrés diario en el bienestar y la salud. El sueño incide en la renovación y en la recuperación de los procesos celulares y las sensaciones de fatiga y estrés. Muchas veces si la recuperación es incompleta y los sistemas psicofisiológicos no han vuelto a los niveles basales, los efectos de la carga se van acumulando y provocan un agotamiento y estrés crónico. El estrés influye en la calidad del sueño, causando insomnio, graves problemas de salud, como depresión y enfermedades cardiovasculares (Van Laethem *et al.*, 2017).

Y la psicoterapia es otra alternativa no farmacológica que propicia y provee técnicas de relajación, respiración y meditación asociadas a metodologías de entrenamiento tales como el yoga, el taichi y el pilates, entre otras, que han demostrado la reducción del estrés y de la presión arterial, la circulación y el sistema inmunológico (Van Laethem *et al.*, 2017; Lemay *et al.*, 2019; Öner & Karagün, 2022).

Y en relación con el tratamiento farmacológico en los casos de pacientes con trastorno de estado de ánimo (ansiedad, depresión o ambos) o insomnio se destacan el consumo de los betabloqueantes, en esencia, los antidepresivos, los ansiolíticos y los hipnóticos los cuales son prescritos bajo supervisión médica. Los fármacos tienen acciones fisiológicas y químicas específicas que intervienen en el eje HHS como los betabloqueantes que contribuyen a la disminución del efecto de las catecolaminas en el corazón y reducen la frecuencia cardíaca basal. El uso de fármacos es recomendable solo a corto plazo pues su uso prolongado es adictivo (Sun & Alkon, 2014).

En conclusión, eventos estresores controlados e intermitentes son beneficiosos, ya que mejoran el rendimiento físico, aumentan la motivación, mejoran el funcionamiento cerebral y potencian el sistema inmune. Por lo referido, la exposición continua a eventos estresantes posibilita el desarrollo del sentido de control físico y psicológico, para que el rendimiento en situaciones similares tenga reacciones efectivas y eficientes. Sin embargo, el estrés crónico o prolongado tiene efectos negativos en la salud física y mental, incluyendo enfermedades cardíacas, depresión, ansiedad, trastornos del sueño y problemas digestivos, entre otros (Kazakou *et al.*, 2023).

Capítulo III

El ejercicio físico y su relación con el sistema nervioso autónomo

3.1 El ejercicio físico como agente estresor

Como se definió con anterioridad, el estrés se define como la respuesta fisiológica y psicológica del cuerpo ante situaciones o estímulos que se perciben como amenazantes o desafiantes. El estrés es agudo (de corta duración) o crónico (de larga duración). Cuando se experimenta estrés, el cuerpo libera hormonas como el cortisol y la adrenalina que constituyen la antesala para la acción. Esta respuesta de lucha o huida es esencial para la sobrevivencia ante situaciones peligrosas o amenazantes (Noushad *et al.*, 2021).

El ejercicio físico se considera un agente estresor porque —aun siendo una actividad saludable y beneficiosa para el cuerpo— también representa una carga física y emocional para el mismo.

Por una parte, el ejercicio aumenta la demanda de energía, oxígeno y nutrientes del cuerpo humano generándole un estrés fisiológico. Por ejemplo, frente a un esfuerzo de intensidad baja a moderada, la demanda energética de las células activas, producirá una estimulación progresiva y creciente del sistema simpático adrenal, reflejado en aumentos moderados y crecientes de las concentraciones de catecolaminas en sangre, siempre en busca del mantenimiento de la homeostasis.

Sin embargo —durante el ejercicio intenso o vigoroso—, las demandas energéticas y metabólicas requieren aportes energéticos más rápidos. Debido a esto se genera una mayor activación de los receptores mecánicos y metabólicos de los músculos y las articulaciones, que enviando sus impulsos a través de las fibras de tipo III y IV hacia el hipotálamo, propiciarán una mayor estimulación del sistema simpático-adrenal. Esta activación ocasiona una acumulación de hidrogeniones, y otros productos de desecho en los músculos que generan fatiga y dolor muscular y generan un contexto estresor para el organismo.

En este sentido, es importante la modulación de la activación simpático-adrenal mediante el comando central y los mecanorreceptores. Quizás el hecho fisiológico más importante en relación con la intensidad del ejercicio sea la información procedente de los músculos activos metabólicamente, por lo tanto, un ejercicio más intenso es más estresante para el organismo.

Además, el ejercicio también genera estrés psicológico. Algunos seres humanos se sienten ansiosos o estresados por la realización de ejercicios físicos, en especial, si no están acostumbrados a ellos o si tienen una meta específica en mente (por ejemplo, la pérdida de peso corporal o la ganancia de masa muscular).

También puede ser estresante para algunas personas competir en eventos deportivos o entrenar para alcanzar una meta de rendimiento, pues se genera una presión mental extraordinaria. Sin embargo, el ejercicio también tiene beneficios para la salud mental, ya que se libera endorfinas y se mejora el estado de ánimo. Además, el ejercicio realizado de forma regular reduce el estrés a largo plazo porque mejora la capacidad del cuerpo para el enfrentamiento de situaciones estresantes (Nowacka-Chmielewska *et al.*, 2022).

En el ámbito del ejercicio físico o entrenamiento también se encontrará el síndrome general de adaptación (SGA). El propio estímulo del entrenamiento se considera un agente estresante que causa la primera etapa del SGA, donde dependiendo de la magnitud de su carga y su dosificación en el tiempo, el organismo emitirá respuestas (sobrecompensación) y logrará un nivel de adaptación (rendimiento), o no; pudiendo inducir la tercera fase del SGA y desarrollar un cuadro de inadaptación funcional o peor aún, un estado de sobreentrenamiento.

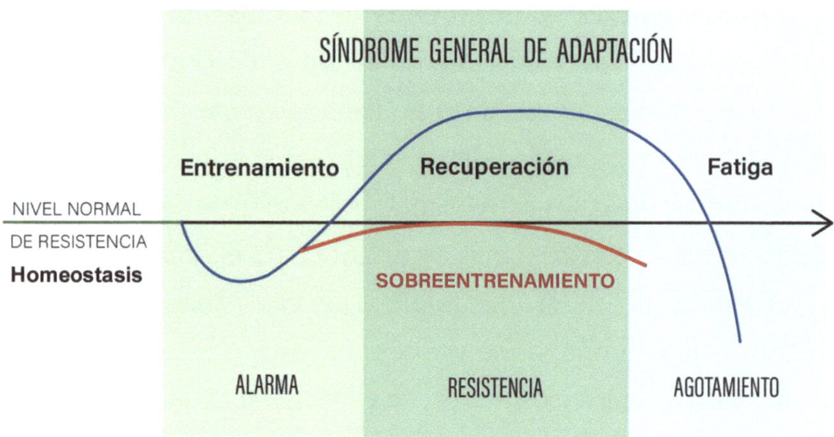

Figura 7. Síndrome general de Adaptación como respuesta al agente estresor de ejercicio físico.

No se profundizará en este punto, pero un entrenamiento efectivo es el que proporciona una carga incremental que brinda adaptaciones que contribuyen en el desempeño.

Cuando los parámetros de la prescripción del ejercicio como: la intensidad, volumen o ambos son de forma excesiva sin una adecuada recuperación, descanso o sin un consumo de nutrientes que satisfagan las necesidades nutricionales se propiciará un estrés adicional que es contraproducente. Lo anterior, no es otra cosa que una mala adaptación, debido a un estrés inducido por el exceso de entrenamiento, sumado al poco tiempo de recuperación (Wilmore & Costill, 2007).

3.2 Ejercicio físico y respuesta autonómica

Dada la distribución amplia de los receptores catecolaminérgicos en el sistema cardiovascular, el SNS cumple un rol central en regulación de la FC, PA y GC. Frente a la realización de ejercicio físico y consecuentes incrementos en la intensidad del ejercicio, se encuentran modificaciones en el calibre vascular y mayores descargas adrenérgicas (Seravalle & Grassi 2022; Vieluf *et al.*, 2019).

En general, el efecto del ejercicio sobre la respuesta autonómica depende de varios factores, incluyendo la intensidad y la duración del ejercicio, así como la frecuencia y la regularidad del entrenamiento. Algunos de los efectos específicos del ejercicio en la respuesta autonómica incluyen:

3.2.1 Respuesta cardiovascular

La inervación simpática del nodo sinoauricular del miocardio, del riñón y de los vasos sanguíneos periféricos establecen que el SNS controle los principales determinantes de la PA: la FC, contractilidad, volumen sistólico y vasoconstricción periférica, este último se vincula con la resistencia periférica total (Rosenwinkel *et al.*, 2001; Michael *et al.*, 2018).

De modo específico, la estimulación de receptores α adrenérgicos localizados en el músculo liso vascular de arteriolas y vénulas induce los mecanismos de vasoconstricción y el consecuente aumento de la resistencia vascular periférica, a su vez favorece el retorno venoso (venoconstricción). Incluso, el músculo liso de venas y vénulas es más sensible a la activación simpática que el arteriolar. La contracción del territorio venoso frente a un aumento de la descarga simpática es mayor y más rápido que el arterial y genera el aumento del volumen plasmático circulante, lo que favorece un mayor llenado diastólico y el incremento del gasto cardíaco.

Además, es importante tener en cuenta que el tejido vascular también es sensible a receptores β adrenérgicos (en especial β2) con efecto vasodilatador modulado por la estimulación del SNS, lo que promueve la relajación del musculo liso, reduciendo la resistencia al flujo de sangre. Así, la vasodilatación mediada por los receptores β adrenérgicos vasculares cumple un papel fisiológico importante en la regulación del tono vascular mediante la redistribución del flujo sanguíneo a diferentes órganos. Por ejemplo, durante el ejercicio, la activación del receptor β adrenérgico modula el incremento del riego sanguíneo del músculo esquelético. No obstante, cuando se activan receptores alfa adrenérgico en respuesta a la activación del sistema nervioso simpático, tienen un efecto vasoconstrictor.

A nivel cardíaco, la noradrenalina liberada interactúa con los receptores β1 adrenérgicos generando efectos inotrópicos, cronotrópico, lusitrópico y dromotrópico positivos, con el consecuente incremento del volumen/minuto. Los nervios simpáticos inervan de manera extensa a diferentes regiones del riñón, incluyendo las arteriolas aferentes y eferentes, el aparato yuxtaglomerular y el túbulo proximal. Como consecuencia, el tono simpático renal regula el flujo sanguíneo renal, la tasa de filtrado glomerular, la liberación de renina y la excreción de agua y sodio.

Así, la hiperactividad del SNS promueve la estimulación de la secreción renal de renina y favorece por este mecanismo el incremento de los niveles plasmáticos de angiotensina II y, en definitiva, la vasoconstricción y la retención de sodio y agua. A su vez, la interacción entre el SNS y el sistema renina angiotensina es dual, considerando que la angiotensina II estimula la actividad del SNS a través de mecanismos centrales y neuronales.

A diferencia del SNS, la regulación de la presión arterial por el SNP se limita al control de la frecuencia cardíaca. La liberación de acetilcolina desde las neuronas postganglionares que inervan el nodo sinusal estimula los receptores muscarínicos, generando la hiperpolarización de las células marcapasos, producto de la apertura de canales de potasio, generando una disminución de la velocidad de conducción hacia el sistema exitoconductor, lo que se traduce en una disminución de la FC.

Al contrario, la mayor liberación de noradrenalina hacia el nodo sinusal, por parte de la rama simpática, genera una mayor velocidad de conducción en el sistema exitoconductor cardíaco. De manera específica el SNS incrementa la frecuencia cardíaca (taquicardia) aumentando las corrientes de sodio (Na) y de calcio (Ca^{2+}) por activación de receptores adrenérgicos $\beta 1$. Además, se incrementa el flujo de sangre y el suministro de oxígeno a los músculos activos, lo que mejora la capacidad del organismo para la realización del ejercicio físico. El sistema parasimpático disminuye la frecuencia cardíaca (bradicardia) atenuando la corriente de Ca^{2+} y aumentando la de potasio (K^+) por activación de receptores colinérgicos muscarínicos. El SNP también juega un papel importante en la respuesta autonómica al ejercicio, y recuperación controlando la frecuencia cardíaca y la respiración (Cole *et al.*, 2019; Graham, 1990).

Frente al ejercicio físico, el SNS estimula el corazón para que eyecte más sangre hacia la musculatura activa, mediado por los efectos cronotrópicos del SNA sobre el miocardio automático.

3.2.2   Respuesta del gasto cardíaco

Durante el reposo, cerca de cinco litros de sangre que se distribuyen por el organismo en un minuto se reparten en esencia, hacia las vísceras como el hígado, cerebro y riñones; mientras que solo una quinta parte de ese volumen sanguíneo se destina al músculo esquelético. Sin embargo, frente al esfuerzo físico, la irrigación sanguínea de los tejidos se modifica según su nivel de actividad metabólica, por lo que el incremento de la intensidad de la contracción muscular se acompaña también de un aumento en la proporción del gasto cardíaco dirigido hacia el territorio muscular.

En este sentido, las influencias del SNA sobre el gasto cardíaco (GC) cobran relevancia. El GC definido como la cantidad de sangre que el corazón bombea por minuto, es un parámetro importante para evaluar la función cardíaca y la capacidad del corazón para satisfacer las demandas del organismo en términos de suministro de oxígeno y nutrientes. El GC se calcula multiplicando el volumen sistólico (VS; la cantidad de sangre expulsada por el corazón en cada latido) por la frecuencia cardíaca (el número de latidos por minuto).

El VS se refiere a la cantidad de sangre que se expulsa del ventrículo izquierdo del corazón en cada contracción, también conocida como sístole. De modo normal, el VS en reposo es de alrededor de 70 ml a 100 ml por latido.

Por lo tanto, el GC en reposo oscila entre 4200 ml/min (70 ml x 60 latidos/min) y 10 000 ml/min (100 ml x 100 latidos/min). No obstante, durante el ejercicio o situaciones de estrés, el corazón aumenta tanto la frecuencia cardíaca como el VS para aumentar el gasto cardíaco y satisfacer las mayores demandas del cuerpo.

El GC se mide, en general, en unidades de volumen por tiempo, como litros por minuto (L/min). Para determinar el GC, se utilizan diferentes métodos, como la ecocardiografía, la termodilución, la resonancia magnética y la medición del consumo de oxígeno.

Además de las modificaciones en los requerimientos cardiovasculares y/o metabólicos, es importante mencionar que el GC varía en diferentes situaciones clínicas, como enfermedades cardíacas, *shock*, deshidratación o durante el embarazo. A su vez, el GC es afectado por factores como la edad, el estado físico, la postura y la temperatura corporal.

Frente a un esfuerzo físico, el CG aumenta de modo considerable, la magnitud de dicho aumento dependerá de varios factores, como la masa muscular implicada, la intensidad del ejercicio, y la propia capacidad del corazón. Resulta lógico, en la medida que la intensidad del ejercicio se incremente el GC también lo hará, con el propósito de satisfacer las demandas energéticas de los tejidos activos. Según la ecuación de Fick, que describe la fórmula matemática del consumo de oxígeno como GC por la diferencia arteriovenosa de oxígeno (VO_2 = GC x Dif [a - v] O_2), algunos autores la descomponen en un componente central para el GC y otro periférico para la diferencia arteriovenosa.

Ambos componentes se incrementarán en la medida que la intensidad se vea aumentada, no obstante, se analizará más la respuesta del GC, la cual se centra en la función del corazón. Como se indicó en los párrafos anteriores, los componentes del GC son la FC y VS, ambos factores se verán modificados para mantener un GC determinando en función de los requerimientos. Una situación interesante es la que se observa cuando se alcanza una intensidad de ejercicio cercana al 50 % VO$_2$, donde se estabiliza el VS describiendo una meseta, inclusive a intensidades superiores a las señaladas. Sin embargo, a intensidad mayor, el GC debe satisfacer las demandas energéticas vinculadas al ejercicio físico; es así cómo la FC cobra un rol fundamental en el mantenimiento del GC. Entonces las descargas adrenérgicas impulsadas por el aumento necesario del GC, es a expensas de la FC, la cual tiene un rol relevante a intensidades sobre el 50 % del VO$_2$.

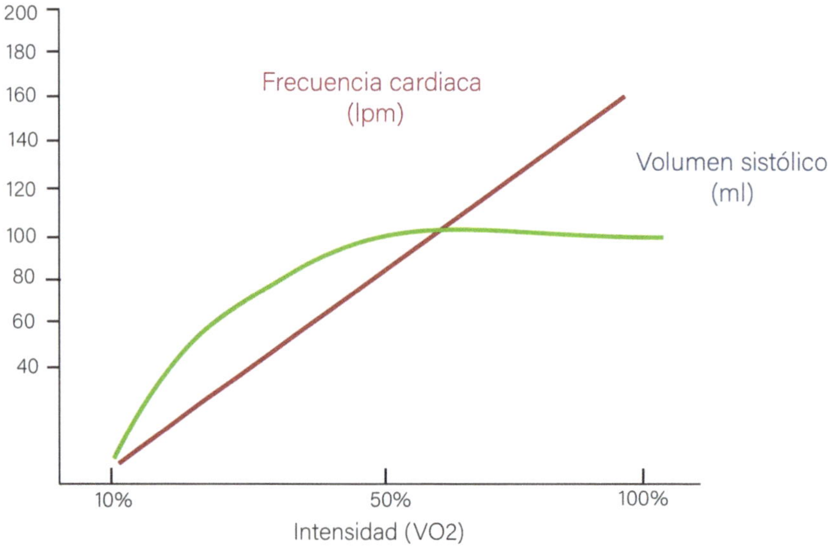

Figura 8. Comportamiento de la frecuencia cardíaca y volumen sistólico (gasto cardíaco) frente al ejercicio incremental.

La descarga adrenérgica ya reseñada, también se describe en un ejercicio incremental máximo. Por ejemplo, resulta lógico que a más intensidad de ejercicio, mayor será la FC, no obstante a intensidades superiores al 50 % del VO$_2$ el incremento de la FC es mayor, lo anterior es complementado por la VFC, donde se describe que en el mismo ejercicio incremental maximal, en una fase inicial el aumento de la FC será por una retirada de la activación vagal, mientras que aumenta la intensidad la activación simpática cobrara un rol más protagónico hasta alcanzar el agotamiento (King & Lowery, 2022; Johnson *et al.*, 2013).

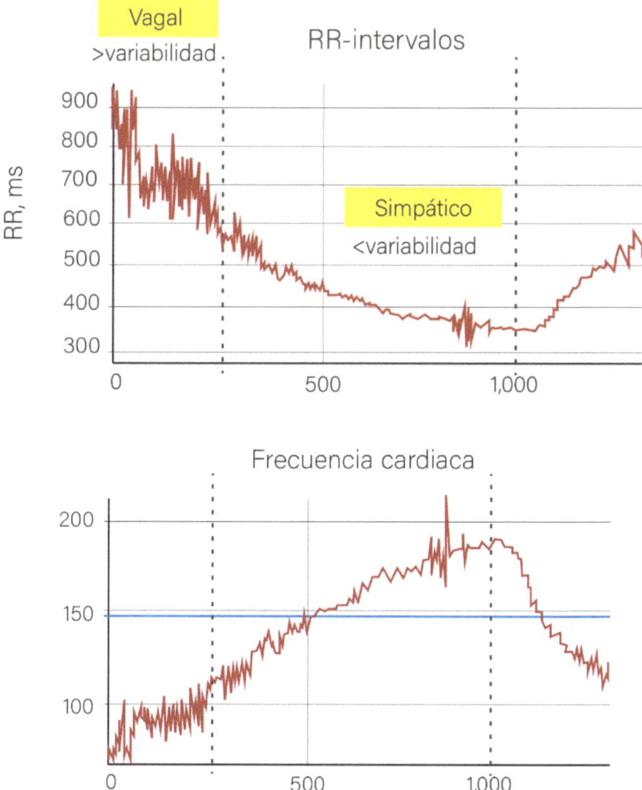

Figura 9. Respuesta de los intervalos RR y frecuencia cardíaca frente al ejercicio incremental.

3.2.3 Respuesta sobre el corazón

Cuando se activa la respuesta simpática, se produce un incremento en la descarga de catecolaminas hacia el corazón, tanto a través del sistema nervioso como del torrente sanguíneo. Las fibras nerviosas simpáticas que se extienden hacia el corazón liberan una mayor cantidad de noradrenalina en las terminaciones nerviosas, y esto conlleva diferentes consecuencias según la región del corazón que estén inervando (King & Lowery, 2022; Fu, 2022; Fiuza-Luces *et al.*, 2018).

A) Sobre nodo sinusal

Durante este proceso, se observa un aumento en la frecuencia de disparo de las células automáticas presentes en el nodo, lo que resulta en un incremento de la FC. Este fenómeno se conoce como efecto cronotrópico positivo.

B) Sobre células del sistema de conducción del impulso eléctrico

Como parte de estos cambios, se produce un incremento en la velocidad de conducción, lo que conlleva a una disminución en el tiempo de transmisión del impulso eléctrico a través del corazón. Este fenómeno se conoce como efecto dromotrópico positivo.

C) Sobre las células miocárdicas

La noradrenalina presente provoca un aumento en la fuerza de contracción del corazón, lo que se traduce en un incremento del volumen diastólico y de la fracción de eyección. Este incremento en la fuerza de contracción facilita un vaciado más completo del ventrículo, resultando en una disminución del volumen residual.

D) Sobre la presión arterial

Durante el ejercicio físico, la presión arterial experimenta cambios significativos en respuesta a las demandas metabólicas y cardiovasculares del organismo. Dada la amplia distribución de los receptores catecolaminérgicos en el sistema cardiovascular, el SNS cumple un rol central en el control y regulación de la presión arterial.

Pequeños cambios de posiciones van a modificar el flujo sanguíneo y la PA, por ejemplo, el colocarse de pie después de despertar, va a generar una redistribución del flujo sanguíneo modificando la PA, no obstante, el cambio de flujo y consecuente presión es censada por los barorrefejos quienes, de inmediato, controlan y reestablecen la PA mediante una regulación autonómica. Frente al ejercicio físico, estos cambios son mediados por diferentes mecanismos y varían dependiendo de la intensidad y duración del ejercicio, así como de la condición física de la persona.

De modo específico el incremento de la presión arterial sistólica se debe a un aumento en el gasto cardíaco. El corazón bombea más sangre por minuto para satisfacer las demandas de oxígeno y nutrientes de los músculos activos, lo que resulta en un aumento de la presión en las arterias durante la contracción ventricular.

Frente a incrementos en la intensidad del ejercicio, se producen cambios en el calibre de los vasos sanguíneos. En esta línea, el tono vasomotor, controlado por el sistema nervioso simpático (SNS), se ve afectado, con una activación que se relaciona con mecanismos de vasoconstricción y una retirada de la activación simpática vinculado a una vasodilatación.

En este sentido, a medida que aumenta la intensidad del esfuerzo físico, se produce una mayor liberación de catecolaminas, lo cual está relacionado con los incrementos en la intensidad del ejercicio y los cambios en los requerimientos energéticos y metabólicos. Estos cambios en la actividad adrenérgica generan un aumento en la resistencia vascular periférica, de forma principal a través de los mecanismos simpáticos, lo cual está vinculado a la redistribución del flujo sanguíneo durante el ejercicio. Sin embargo, a nivel cardíaco, el ventrículo izquierdo debe realizar un mayor esfuerzo mecánico para superar la resistencia impuesta por la respuesta vasoconstrictora en los grandes vasos sanguíneos.

A su vez, la presión arterial diastólica también experimenta un incremento más ligero durante el ejercicio, esto se debe al aumento del tono simpático y la vasoconstricción periférica que ocurre para redirigir el flujo sanguíneo hacia los músculos activos, lo que resulta en una mayor resistencia vascular periférica.

A pesar de los cambios en la presión arterial sistólica y diastólica, la presión arterial media tiende a mantenerse con estabilidad relativa durante el ejercicio físico. Esto se logra a través de la compensación del aumento del gasto cardíaco con la vasoconstricción periférica, lo que ayuda a mantener un flujo sanguíneo adecuado a los sistemas que requirieren mayor aporte.

Resultan destacables las respuestas de la presión arterial durante el ejercicio, ya que varían entre las personas y están influenciadas por factores como la edad, el nivel de condición física, la presencia de enfermedades cardiovasculares y el tipo de ejercicio realizado. Siempre es recomendable consultar a un profesional de la salud antes del inicio o la modificación de un programa de ejercicio, en especial, si se tienen condiciones médicas preexistentes.

3.3 Ejercicio físico y la respuesta autonómica en vasos sanguíneos

3.3.1 Simpaticólisis funcional

Durante el ejercicio físico, se produce una redistribución del flujo sanguíneo en los tejidos, en función de su actividad metabólica.

A medida que aumenta la intensidad de la contracción muscular, se observa un incremento en la proporción del gasto cardíaco dirigido hacia los músculos activos. Este cambio en la distribución del flujo sanguíneo está influenciado por la estimulación del sistema simpático y adrenalina, que depende de la intensidad del ejercicio y del tamaño de la masa muscular involucrada.

Como resultado, los riñones y los órganos experimentan una reducción significativa en el flujo sanguíneo, recibiendo un aproximado de 4 o 5 veces menos sangre que en condiciones de reposo. Esta disminución del flujo sanguíneo incluso ocurre frente a intensidades bajas de ejercicio (Hearon & Dinenno, 2016).

Existen dos factores que contribuyen a la reducción del flujo sanguíneo en los tejidos inactivos. En primer lugar, está la activación específica del sistema simpático y adrenalina. En segundo lugar, están las sustancias locales que promueven la vasoconstricción o potencian el efecto de otros vasoconstrictores.

En contraste, en los tejidos que requieren un mayor flujo sanguíneo, como los músculos activos, se produce un fenómeno conocido como «simpaticólisis funcional». Durante la contracción repetida de las fibras musculares, la vasoconstricción simpática es superada por las demandas metabólicas de los miocitos, lo que resulta en la vasodilatación de los vasos circundantes. Este fenómeno implica una disminución temporal en la actividad del sistema nervioso simpático en la musculatura activa (Hearon *et al.*, 2016).

La simpaticólisis funcional favorece la distribución de nutrientes hacia los músculos activos al disminuir la influencia adrenérgica, lo que facilita una mayor dilatación de los vasos sanguíneos, Además, este fenómeno al modificar el calibre de un vaso sanguíneo, modifica el flujo sanguíneo favoreciendo una fuerza de cizalla (*shear stress*) ejercida sobre el endotelio de los vasos sanguíneos, lo que contribuye a la vasodilatación en la musculatura activa, mediada por la producción de óxido nítrico (Hearon *et al.*, 2020; Thomas, 2015; Roy & Secomb, 2014).

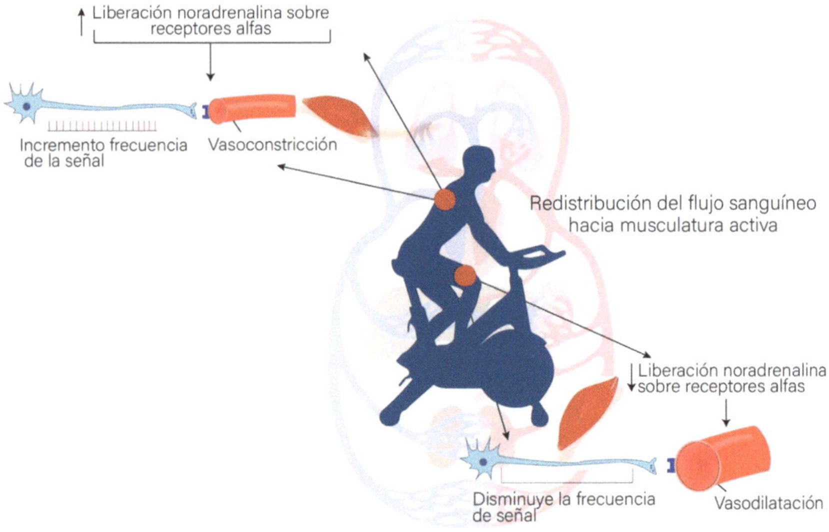

Figura 10. Mecanismo de la simpaticólisis funcional frente a un esfuerzo físico.

3.3.2 Shear Stress

Siguiendo con la idea previa, el *shear stress* es una fuerza que actúa de forma perpendicular al endotelio de un vaso sanguíneo y se genera debido a la fricción o el movimiento del fluido en contacto con la superficie. En el organismo, el *shear stress* desempeña un papel crucial en la regulación de la función vascular y constituye un mecanismo fisiológico fundamental para mantener la salud de los vasos sanguíneos.

Cuando la sangre fluye a través de un vaso sanguíneo, ejerce una fuerza tangencial sobre la pared del vaso, conocida como «fuerza de cizalla» o *shear stress*. Esta fuerza de cizalla es originada por distintos factores, como la fricción entre la sangre y la pared del vaso, la deformación de las células sanguíneas o la presencia de turbulencias en el flujo sanguíneo.

El *shear stress* tiene un impacto directo en las células que componen la pared del vaso sanguíneo, por lo que resulta crucial para mantener una función vascular adecuada. En particular, se ha demostrado que el *shear stress* modula la actividad de las células endoteliales que recubren la superficie interna del vaso sanguíneo.

Estas células endoteliales responden a la fuerza tangencial generada por el flujo sanguíneo de diversas maneras:

- **Liberación de óxido nítrico**: El *shear stress* estimula la producción de óxido nítrico por parte de las células endoteliales. El óxido nítrico es una molécula que actúa como vasodilatador, relajando las células musculares de la pared del vaso sanguíneo y aumentando su diámetro. Como resultado, se logra un flujo sanguíneo más eficiente y una disminución en la presión arterial.

- **Secreción de factores de crecimiento**: El *shear stress* también estimula la liberación de factores de crecimiento por parte de las células endoteliales. Estos factores de crecimiento promueven la proliferación de células musculares en la pared del vaso sanguíneo, lo que contribuye a la reparación de tejidos dañados y al mantenimiento de la integridad del vaso.

- **Activación de señalización celular**: El *shear stress* activa diversas vías de señalización celular en las células endoteliales, lo cual tiene efectos variados en la función vascular. Por ejemplo, activa la vía de señalización MAPK (quinasa activada por mitógenos), la cual se ha asociado con la regulación de la permeabilidad vascular y la respuesta inflamatoria.

El *shear stress* constituye un mecanismo fisiológico esencial para mantener una salud vascular óptima, y desempeña un papel fundamental en la regulación del flujo sanguíneo y la función endotelial. La modulación del *shear stress* tiene efectos significativos en la salud cardiovascular y sería una estrategia útil en el tratamiento de enfermedades vasculares como la hipertensión arterial o la aterosclerosis (Tremblay & Bailey, 2019; Tinken *et al.*, 2010; Niebauer & Cooke, 1996).

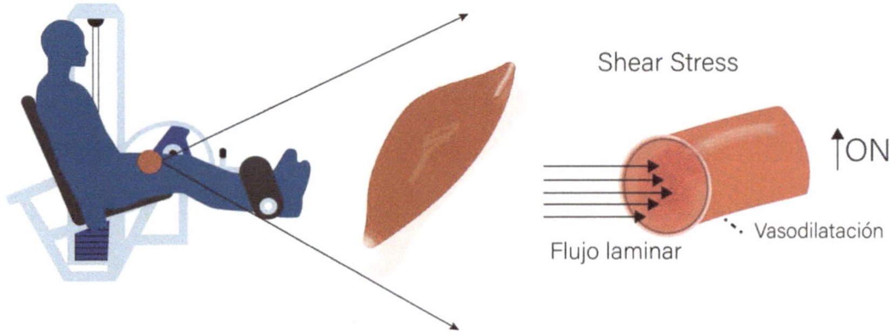

Figura 11. Mecanismo del shear stress frente a un esfuerzo físico.

3.4 Ejercicio físico y variabilidad de la frecuencia cardíaca

La variabilidad de la frecuencia cardíaca (VFC) se refiere a las fluctuaciones de la frecuencia cardíaca que ocurren de manera natural en el tiempo. No se trata de la variación de la frecuencia cardíaca en respuesta a algún estímulo específico, sino de la variación fisiológica que ocurre en el ritmo cardíaco en reposo.

La FC es representada por un promedio que nos conduce a una idea general, pero errónea, de que los intervalos entre latidos son constantes. Sin embargo, en personas sanas, el tiempo entre latidos no es constante, sino que presenta una variación. Esta propiedad es conocida como VFC (Souza *et al.*, 2021).

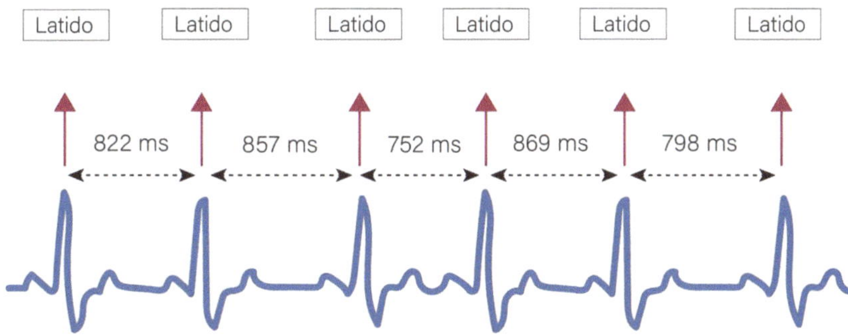

Figura 12. Variación natural del ritmo cardíaco en reposo representada en el electrocardiograma.

La VFC es una medida importante de la salud del SNA, que controla la función del corazón, los vasos sanguíneos y otros órganos internos. La VFC refleja la interacción entre los dos componentes del SNA, el SNS y el SNP, que trabajan juntos para mantener el equilibrio en el cuerpo.

La VFC se mide a través de la variación en los intervalos de tiempo entre cada latido del corazón. Se usan diferentes métodos para medir la VFC, algunos de los cuales se describen a continuación (Shaffer & Ginsberg, 2017):

Método del dominio del tiempo: Este método se basa en el análisis de la variabilidad de los intervalos de tiempo entre latidos consecutivos del corazón (intervalo RR). Se calculan diversas medidas estadísticas, como la desviación estándar de los intervalos RR, la raíz cuadrada de la media de las diferencias cuadráticas entre los intervalos RR consecutivos (RMSSD) y la desviación estándar de las diferencias entre los intervalos RR adyacentes (SDNN).

Método del dominio de la frecuencia: Este método se basa en el análisis de las diferentes bandas de frecuencia presentes en la señal de la frecuencia cardíaca. La señal se divide en diferentes frecuencias, como la banda de baja frecuencia (LF), la banda de alta frecuencia (HF) y la banda de muy baja frecuencia (VLF), entre otras. La actividad en cada banda se cuantifica mediante el análisis de la potencia espectral.

Método de análisis no lineal: Este método utiliza técnicas matemáticas para analizar la complejidad de la VFC. Se usan diferentes medidas, como la entropía aproximada (ApEn), la complejidad de SampEn o la complejidad de Lyapunov, entre otras.

La VFC se utiliza como una herramienta diagnóstica y pronóstica en diferentes condiciones médicas, como enfermedades cardiovasculares, diabetes, enfermedades respiratorias, trastornos neurológicos y psiquiátricos, entre otros. Además, también se ha demostrado que la VFC es una herramienta útil para evaluar el estado emocional y el estrés psicológico (D'Angelo *et al.*, 2023; Espinoza-Salinas *et al.*, 2022).

Durante el ejercicio físico, la VFC disminuye debido a la actividad simpática aumentada del SNA, que acelera el ritmo cardíaco para la satisfacción de las demandas metabólicas del cuerpo. A medida que el cuerpo se adapta al ejercicio, la VFC aumenta, lo que indica una mayor actividad del sistema nervioso parasimpático, que ralentiza el ritmo cardíaco y promueve la recuperación.

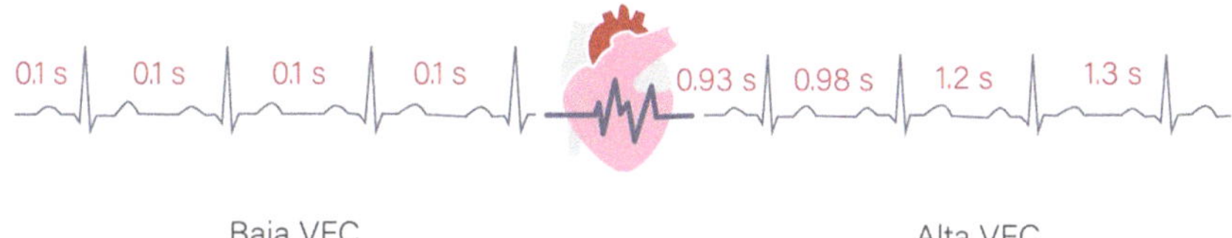

Figura 13. Distribución temporal de la Variabilidad de la frecuencia cardíaca.

La VFC también es utilizada para evaluar la capacidad del cuerpo para responder al estrés y recuperarse de él. Un alto nivel de VFC indica una respuesta adaptativa al estrés, mientras que un bajo nivel de VFC indica una mala respuesta adaptativa. El ejercicio físico mejora la capacidad de recuperación del cuerpo al estrés al aumentar la VFC (Marasingha-Arachchige *et al.*, 2022; Perrone *et al.*, 2021).

Los estudios han demostrado que el ejercicio aeróbico regular aumenta la VFC, incluso en personas con enfermedades cardiovasculares. Incluso, el entrenamiento de fuerza mejora de forma significativa después de 12 semanas de fuerza en adultos mayores con enfermedad cardiovascular (Holmes *et al.*, 2022). Otro estudio encontró que el entrenamiento aeróbico de seis semanas mejoró la VFC en adultos jóvenes sedentarios (Gronwald & Hoos, 2020).

El ejercicio físico tiene un impacto significativo en la VFC y es utilizado para mejorar la capacidad del cuerpo para las respuestas al estrés y su recuperación. Los profesionales de la salud utilizan la VFC como una herramienta para la evaluación de la salud cardiovascular y el diseño de programas de ejercicio personalizados para el mejoramiento de la salud y el bienestar general (D'Angelo *et al.*, 2023; Espinoza-Salinas *et al.*, 2022).

3.5 Mecanismos de control autonómico frente al ejercicio físico

Ya quedó claro como cualquier agente estresor crea cambios fisiológicos en el sistema autonómico, el cual produce una adaptación aguda o crónica en el organismo para que éste sobreviva, responda y actúe ante ese estímulo. El ejercicio físico no queda exento de ser un agente estresor, y si no se controla las cargas de entrenamiento podría generar efectos adversos y crear cambios desfavorables para el rendimiento físico y para la salud. De esa manera el cuerpo humano tiene mecanismos de control frente al ejercicio físico, el cual regula la activación SNS y SNP evitando esos desequilibrios en reposo (Espinoza-Salinas *et al.*, 2022).

Estos mecanismos de control son a nivel nervioso, a nivel humoral-hormonal y a nivel hidrodinámico.

3.5.1 Mecanismos nerviosos

El sistema nervioso desempeña un papel fundamental en los cambios rápidos que ocurren durante la actividad física. En este sentido, se identifican dos componentes a nivel nervioso. Por un lado, se encuentra el componente central, el cual está relacionado con estímulos provenientes del sistema nervioso central y se encarga de controlar y regular la respuesta cardiovascular. Por otro lado, está el componente periférico, el cual está asociado a procesos reflejos que se originan en áreas periféricas y también influyen en el sistema cardiovascular.

Dentro de las respuestas relacionadas con el componente periférico, se destacan los reflejos generados por la actividad muscular, los cuales generan señales nerviosas que son captadas por receptores periféricos ubicados en los músculos y en las articulaciones (Tornero-Aguilera *et al.*, 2022; Morgan *et al.*, 2015).

A) Mecanorreceptores

Tanto en la cápsula articular como en el tejido muscular esquelético, se ubican los receptores sensoriales. Los receptores articulares se activan al iniciar el movimiento de la articulación, incluso si el movimiento es de naturaleza pasiva. Por otro lado, los receptores musculares se activan debido a la deformación mecánica que experimentan durante la contracción muscular. Estos receptores transmiten información al centro vasomotor, notificando el inicio del movimiento (Handler & Ginty, 2021).

B) Metabororreceptores

Los músculos esqueléticos albergan quimiorreceptores que comunican información al centro cardiovascular del bulbo acerca de los cambios metabólicos que tienen lugar en el entorno de las células musculares durante el ejercicio. Estos receptores se activan solo cuando la intensidad del trabajo alcanza ciertos niveles, lo cual desencadena una despolarización en dichos receptores (Delbono *et al.*, 2021).

C) Barorreceptores

Los barorreceptores, situados en el arco aórtico y el seno carotídeo, juegan un papel crucial en la regulación del flujo sanguíneo y la presión arterial. Estos receptores tienen la función de supervisar la actividad cardíaca y vascular en respuesta a un aumento de la presión en las arterias principales. Cuando se produce dicho incremento de presión, los barorreceptores desencadenan una reducción en la frecuencia cardíaca y una disminución de las resistencias periféricas, lo que resulta en una reducción de la presión arterial.

Sin embargo, durante el ejercicio físico, es normal que la presión arterial aumente de manera significativa. Esto indica que el umbral de los barorreceptores se eleva, permitiendo una regulación en niveles más altos. Las señales transmitidas por estos receptores amplifican la respuesta generada por los mecanismos centrales, incrementando la actividad simpática mientras se mantiene inhibida la actividad parasimpática (Hart *et al.*, 2011).

3.5.2 Mecanismo humoral-hormonal

Durante el ejercicio, los mecanismos humorales se manifiestan de diversas maneras. Por un lado, existen mecanismos tisulares que son específicos a nivel de los músculos en actividad. Estos mecanismos están relacionados con las respuestas locales en los tejidos musculares durante el ejercicio. Por otro lado, también se presentan mecanismos hormonales que generan respuestas generalizadas en todo el organismo. Estos mecanismos hormonales son el resultado de la acción de hormonas y tienen efectos en diferentes sistemas y órganos del cuerpo (Kim *et al.*, 2019).

A) Mecanismos tisulares

Durante el ejercicio, se producen alteraciones metabólicas en los músculos que desempeñan un papel fundamental en la regulación del flujo sanguíneo hacia los tejidos. Estos cambios metabólicos incluyen un aumento en los niveles de dióxido de carbono (PCO_2), una disminución en los niveles de oxígeno (PO_2) y una reducción del pH debido a los procesos catabólicos glucolíticos y oxidativos.

De manera adicional, durante la contracción muscular, se produce un incremento en la concentración de diversas sustancias que actúan como vasodilatadoras. Estas sustancias incluyen histamina, adenosina, prostaciclinas, algunas prostaglandinas, péptidos locales, potasio y lactato. Asimismo, la temperatura local también se eleva. Estos cambios locales desencadenan reflejos nutricios o de sensibilidad trófica, lo que significa que provocan una vasodilatación arteriolar de forma independiente de la función nerviosa autónoma. No obstante, estos reflejos no tienen un impacto directo en el corazón (Kim *et al.*, 2019).

B) Mecanismos hormonales

Durante el ejercicio, se produce una activación del sistema simpático, lo que ocasiona un incremento en la producción y liberación de catecolaminas por parte de la médula suprarrenal. Esto resulta en un aumento significativo de las catecolaminas circulantes en el cuerpo. Además, se pone en marcha el eje hipotálamo-hipofisario, lo que desencadena la respuesta endocrina al ejercicio. Dentro de esta respuesta, se observa un aumento en la producción del péptido natriurético auricular, así como un incremento en la actividad del eje renina-angiotensina-aldosterona y en la liberación de la hormona antidiurética ADH. Estas hormonas desempeñan un papel esencial en la regulación de la función vascular (Eugster *et al.*, 2022).

3.5.3 Mecanismo hidrodinámico

El mecanismo hidrodinámico se refiere a los cambios que tienen lugar durante el ejercicio y que afectan de modo directo el retorno venoso, lo cual ejerce un impacto significativo en la función cardíaca. El aumento en el retorno venoso es uno de los principales factores que incrementa el VS y, por ende, el GC, gracias al mecanismo de Frank-Starling. Según este mecanismo, al aumentar el volumen telediastólico o el volumen de llenado ventricular, las fibras musculares del ventrículo se estiran, lo que permite una contracción más vigorosa, generando así mayor fuerza y, en consecuencia, un mayor volumen sistólico. En otras palabras, bajo condiciones fisiológicas normales, nuestro corazón es capaz de expulsar la misma cantidad de sangre que llega en cada latido, siempre dentro de un rango normal (Dardi *et al.*, 2022).

Existen diversos motivos por los cuales el retorno venoso hacia la aurícula derecha, en especial a través de la vena cava inferior, aumenta durante el ejercicio. Estos motivos son los siguientes:

A) Efecto bombeo muscular

La actividad muscular dinámica, sobre todo en las extremidades inferiores, impulsa la circulación de la sangre venosa de forma extrínseca. Durante los ciclos de contracción y relajación muscular, que involucran contracciones dinámicas repetidas, se genera una presión intermitente sobre las venas. Esta presión intermitente, junto con el funcionamiento de las válvulas venosas, permite el bombeo de la sangre hacia el corazón. En consecuencia, se facilita el retorno venoso y se mejora el flujo sanguíneo hacia el corazón (Pagan *et al.*, 2018).

B) Aumento de la inervación simpática general

La acción de las sustancias mediadoras del sistema simpático, conocidas como catecolaminas, provoca una vasoconstricción generalizada que tiene dos efectos sobre el retorno venoso. En primer lugar, esta vasoconstricción afecta también al sistema venoso, lo que ocasiona una disminución en su capacidad. Como resultado, al inicio del ejercicio, se produce una mayor movilización de sangre hacia el corazón derecho. En segundo lugar, la vasoconstricción en las vísceras del área esplácnica, cutánea, renal y en los músculos inactivos genera una redistribución de la volemia, lo cual contribuye al aumento del retorno venoso (Pagan *et al.*, 2018).

C) Acción de la bomba de aspiración torácica

Durante el ejercicio, se generan presiones negativas en el tórax que ejercen un efecto de succión sobre la vena cava inferior a medida que atraviesa el diafragma para ingresar al tórax. El aumento en la frecuencia y amplitud de los movimientos respiratorios durante el ejercicio resulta en la generación de presiones aún más negativas en comparación con el reposo. Esto potencia el efecto de aspiración sobre la vena cava inferior, lo que se traduce en un incremento en el retorno venoso (Pagan *et al.*, 2018).

A partir de lo ya expuesto, se concluye que los mecanismos responsables de los cambios que ocurren en el corazón durante el ejercicio tienen múltiples efectos. Por un lado, se produce un aumento en la actividad nerviosa simpática y una disminución en la actividad parasimpática. Por otro lado, se observa una vasodilatación local, una respuesta endocrina al ejercicio y un aumento en el retorno venoso. Todos estos efectos impactan de manera directa en la función cardíaca, y es importante analizarlos en mayor detalle.

Capítulo IV

Respuesta del entrenamiento aeróbico en la función autonómica

4.1 Ejercicio aeróbico y respuesta autonómica

El ejercicio aeróbico es aquel que se realiza de manera continua o fraccionada, con una intensidad moderada durante un período de tiempo prolongado, modificando el consumo de oxígeno y la frecuencia cardíaca.

Existen muchas metodologías de entrenamiento aeróbico, algunas son entrenamientos continuos donde no existen pausas y se prolonga la duración del estímulo, con una intensidad uniforme y constante durante el periodo de ejercicio o es aeróbico intermitente donde la intensidad va cambiando de acuerdo a bloques, como en el entrenamiento Fartlek que intercala diferentes intensidades a lo largo del ejercicio, exponiendo así al organismo a diferentes intensidades (Bompa & Buzzichelli, 2019).

Los efectos del entrenamiento aeróbico son variados, pero sobre todo son beneficiosos para la salud. Su mecanismo fisiológico explica sus beneficios, pues para realizarlo, se necesita la interacción del sistema respiratorio, el cual propicia la mayor captación de oxígeno y exhalación de dióxido de carbono, luego el transporte de ese mismo oxígeno a todo el organismo por medio del sistema cardiovascular y después en la recepción de ese oxígeno en el sistema muscular para su producción en energía.

De esa manera la capacidad aeróbica representada por la medida del consumo máximo de oxígeno ($VO_{2máx}$) se relaciona con la capacidad funcional y el rendimiento humano de tal manera que es un factor predictivo fuerte e independiente de la mortalidad por cualquier causa. En este sentido, mejorar el consumo de oxígeno reduce los factores de mortalidad (Earnest *et al.*, 2019; Strasser & Burtscher 2018; Fung *et al.*, 2021).

Así, el entrenamiento aeróbico (continuo uniforme o variable) también presenta efectos positivos en la respuesta autonómica del organismo, pues se relaciona con la mejora en la eficiencia y adaptabilidad del sistema nervioso autónomo —durante y después del ejercicio— por medio de los estímulos que provoca en el sistema cardiovascular y con la reducción de los factores de estrés.

Las adaptaciones durante el ejercicio aeróbico están relacionadas con la exigencia que los músculos activos requieren para un mayor suministro de oxígeno y nutrientes en la generación de energía. Para la satisfacción de esta demanda, el sistema cardiovascular aumenta el flujo sanguíneo a los músculos y el ritmo cardíaco, lo que activa la respuesta simpática. Además, se aumenta la tasa metabólica y la temperatura corporal que respondan a las exigencias del ejercicio aeróbico.

Sin embargo, después del ejercicio aeróbico (fase de recuperación), es notable que la actividad simpática se ve disminuida de manera gradual, dando paso al sistema parasimpático debido a varios factores:

i) **Disminución de la demanda metabólica**: Cuando finaliza el ejercicio, la demanda metabólica de los músculos disminuye, lo que reduce la necesidad de aumento del flujo sanguíneo y la frecuencia cardíaca. Esta reducción de la demanda metabólica es el resultado de una menor actividad muscular y una disminución en la producción de calor corporal.

ii) **Aumento de la actividad parasimpática**: La respuesta parasimpática es la contraparte de la respuesta simpática, y se caracteriza porque promueve la relajación y la restauración del cuerpo después de una situación de estrés. Después del ejercicio aeróbico, la actividad parasimpática aumenta de forma gradual y, a su vez, cae la respuesta simpática. La actividad parasimpática es estimulada por factores como la respiración lenta y profunda, el estiramiento muscular y la relajación.

iii) **Disminución de la liberación de adrenalina y noradrenalina**: Durante el ejercicio, el cuerpo libera grandes cantidades de adrenalina y noradrenalina para el aumento de la frecuencia cardíaca, la presión arterial y la tasa metabólica. Sin embargo, después del ejercicio, la producción de estas hormonas disminuyen de modo gradual, lo que contribuye a la disminución de la respuesta simpática (Manresa-Rocamora *et al.*, 2021).

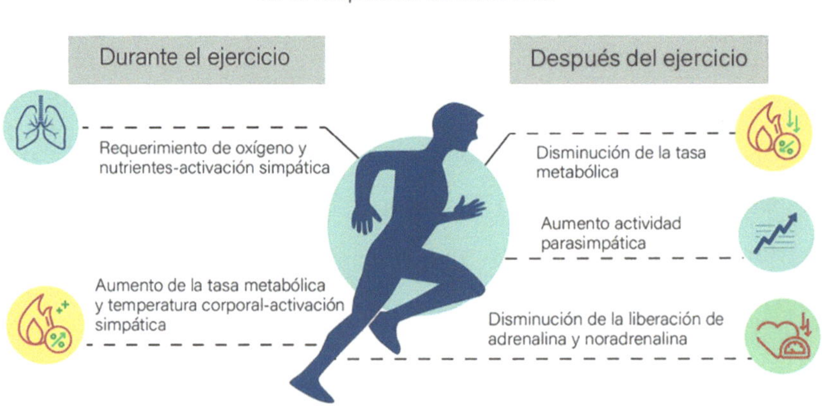

Figura 14. Efectos durante y después de ejercicio aeróbico en la respuesta autonómica.

El ejercicio de alta intensidad es también parte del ejercicio aeróbico, pertenece al otro tipo de metodología fraccionado, donde se incorporan pausas en el periodo de ejercicio, descritas como una recuperación activa (ejercicio a baja o muy baja intensidad) o pasiva (detención completa del ejercicio). Los ejercicios aeróbicos fraccionados de alta intensidad se caracterizan por un esfuerzo físico intenso y de corta duración, que implica un alto nivel de estrés en el cuerpo.

Durante el ejercicio de alta intensidad, el cuerpo experimenta un aumento en la demanda de oxígeno y energía, caracterizada por un aumento en la actividad simpática y una disminución en la actividad parasimpática. La actividad simpática es responsable de la preparación del cuerpo para la satisfacción de la demanda de oxígeno y de energía por medio de la acción cuando aumenta la frecuencia cardíaca, la presión arterial, la dilatación de los bronquios y la liberación de glucosa al torrente sanguíneo. Por otro lado, la actividad parasimpática disminuye la frecuencia cardíaca y la presión arterial, y promueve la digestión y la relajación (Bompa & Buzzichelli, 2019).

Durante este tipo de ejercicio, el sistema nervioso autónomo responde a las demandas físicas y metabólicas del cuerpo, el cual es logrado por los cambios en el tono simpático basal y las respuestas a corto plazo, donde se alcanza una activación temporal simpática, la cual posibilita la respuesta al estrés físico. Mientras que, en el largo plazo, el ejercicio de alta intensidad provoca una adaptación del sistema nervioso autónomo, que se traduce en una disminución del tono simpático basal y una respuesta simpática aguda más atenuada. Esta adaptación se logra a través de varios mecanismos, como la disminución de la actividad del sistema nervioso simpático y la mejora de la función del sistema nervioso parasimpático (Abreu *et al.*, 2019).

En concreto, se ha observado que el ejercicio de alta intensidad provoca una disminución en la liberación de hormonas de estrés, como la adrenalina y la noradrenalina, después de varias semanas de entrenamiento. Además, también se ha demostrado que el ejercicio de alta intensidad aumenta la actividad parasimpática, lo que se asocia con una disminución del tono simpático basal.

La adaptación del sistema nervioso autónomo al ejercicio de alta intensidad es beneficiosa para la salud, ya que se ha relacionado con una reducción del riesgo de enfermedades cardiovasculares, metabólicas y neurológicas. Además, esta adaptación también mejora el rendimiento deportivo, ya que una respuesta simpática aguda atenuada permite que el cuerpo sea más eficiente en el uso de la energía y la recuperación después del ejercicio intenso.

Sin embargo, si se realiza ejercicio de alta intensidad de forma prolongada o excesiva, esto conlleva a una respuesta de estrés crónica en el sistema nervioso autónomo. Esto afecta de forma negativa a la salud, ya que la actividad simpática elevada de forma crónica contribuye al desarrollo de enfermedades cardiovasculares y metabólicas, y aumenta el riesgo de enfermedades crónicas como la diabetes y la hipertensión (Elboim-Gabyzon *et al.*, 2021).

Por lo tanto, es importante el equilibrio del ejercicio de alta intensidad con el descanso adecuado para mantener una función autonómica saludable.

B) Entrenamiento cardiovagal de alta intensidad

El entrenamiento cardiovagal es otra alternativa de ejercicio aeróbico fraccionado de alta intensidad el cuales se enfocan en la disminución de la frecuencia cardíaca, la disminución de la presión arterial y mejorar la recuperación post ejercicio.

Este método consiste en cortas, pero intensas series de ejercicio intercalados, con breves periodos de pausa activa o pasiva el cual es el corto periodo de tiempo que se necesita para completar el entrenamiento, requiriendo un mínimo de equipamiento y adaptaciones físicas. Por eso mismo es importante destacar que el entrenamiento cardiovagal requiere la supervisión de un profesional de la salud, y adaptado a las necesidades individuales de cada persona, en especial, si existen problemas de salud preexistentes (Quindry *et al.*, 2019)

Dentro de los beneficios de este tipo de entrenamiento es la producción igual o mayor en ganancias cardiometabólicas en el corto plazo, en comparación al ejercicio aeróbico continúo pues la percepción del esfuerzo es menor por la producción menor en niveles de catecolaminas plasmáticas.

Además, el entrenamiento cardiovagal ayuda al incremento de la variabilidad de la frecuencia cardíaca, la cual se ha relacionado con una mejor salud cardiovascular y una mayor capacidad para hacer ejercicio. Incluso se ha demostrado, que el entrenamiento cardiovagal reduce el riesgo de padecer enfermedades cardiovasculares en adultos sanos. Incluso recién finalizado el ejercicio cardiovagal se observa una cinética de la frecuencia cardíaca con un comportamiento bifásico caracterizado por una rápida disminución debido a un incremento de la actividad vagal, y seguido por una segunda fase más prolongada de disminución de la frecuencia cardíaca por una lenta retirada simpático-adrenal (Espinoza-Salinas *et al.*, 2019).

El entrenamiento cardiovagal al ser definido como un protocolo de ejercicio basado en los cambios bruscos de intensidad (de baja a alta) se observa una disminución inmediata del tono vagal, incrementando el gasto cardíaco y FC durante los primeros segundos, luego al finalizar la alta intensidad se produce una sobrecarga de volumen/presión en los cuerpos carotídeos y activación del barorreflejo. Incluso con un período de entrenamiento de múltiples repeticiones, la reeducación del arco reflejo vuelve a la activación vagal inducida por el ejercicio (Duarte *et al.*, 2013).

Existen algunas experiencias reportadas con este método de intervención. Duarte *et al.*, (2013) realizó un estudio de 8 semanas aplicando un protocolo 3 veces por semana a 44 participantes que realizaron un entrenamiento vagal en un cicloergómetro (5 repeticiones de 5 segundos cada una a máxima velocidad sin carga, con 55 segundos de descanso entre repeticiones).

El citado estudio obtuvo mejoras en el tono vagal tras el protocolo aplicado. Luego del protocolo de ejercicio, la cinética de la FC muestra un comportamiento bifásico, caracterizado por un rápido descenso debido a un aumento de la actividad vagal, seguido de una segunda fase más larga de descenso de la FC debido a un lento retroceso simpático-adrenal (Duarte *et al.*, 2013).

En la misma línea, Silva *et al.* (2019), estudia la respuesta vagal posterior a un protocolo de ejercicio de alta intensidad, evidenciando mejoras significativas en las variables lineales relacionadas con la respuesta vagal (mayor modulación simpática de HF y menor modulación parasimpática LF; Silva *et al.*, 2019).

Mientras en Espinoza-Salinas *et al.* (2019) se ofrece una mejora en el método de entrenamiento. Se seleccionaron veinte personas con sobrepeso y sin morbilidades. Se dividieron en dos grupos, uno desarrolló un programa de entrenamiento que involucraba ejercicio aeróbico, flexibilidad, coordinación, fuerza y estabilización lumbopélvica mientras que el grupo de intervención además de ese entrenamiento se le incorporó el cardiovagal tres veces por semana. Este protocolo cardiovagal se ejecuta sobre un cicloergómetro sin resistencia externa y consta de dos fases: en la primera, la persona permanece sentada durante 55 segundos sin pedalear (fase pasiva); en la segunda, pedalea a máxima intensidad durante cinco segundos (fase activa). La persona repite este ciclo cinco veces, con una duración total de cinco minutos. Durante la fase activa, el ser humano es alentado a realizarlo a la máxima intensidad (Espinoza-Salinas *et al.*, 2019).

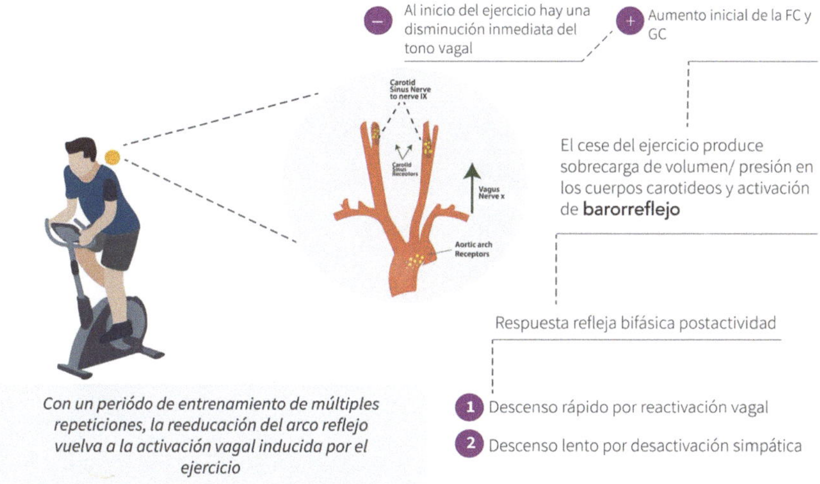

Figura 15. Respuesta autonómica del ejercicio cardiovagal de alta intensidad.

El entrenamiento cardiovagal produce una respuesta fisiológica en el cuerpo a través de varios mecanismos, incluyendo la estimulación del sistema nervioso parasimpático, la disminución de la actividad del sistema nervioso simpático y la mejora de la función endotelial.

En primer lugar, el entrenamiento cardiovagal estimula la actividad del sistema nervioso parasimpático, lo que resulta en una disminución de la frecuencia cardíaca y la presión arterial. La activación del nervio vago, que es la principal vía parasimpática que controla la frecuencia cardíaca y la presión arterial, aumenta con el entrenamiento cardiovagal, lo que se ha asociado con una mejor respuesta al estrés y una mejor salud cardiovascular.

En segundo lugar, el entrenamiento cardiovagal disminuye la actividad del sistema nervioso simpático. Esta disminución reduce la frecuencia cardíaca y la presión arterial en reposo, lo que tiene beneficios para la salud cardiovascular.

Por último, el entrenamiento cardiovagal también mejora la función endotelial, que es la capacidad del revestimiento interno de los vasos sanguíneos para relajarse y dilatarse. Una mejora en la función endotelial mejora el flujo sanguíneo y la entrega de oxígeno a los tejidos, lo que tiene beneficios para la salud cardiovascular (Borresen & Lambert, 2008).

Su acción favorable se explicaría por el efecto de las transiciones de alta y baja intensidad, que estarían asociadas a un aumento del volumen sanguíneo central, lo que daría lugar a un mayor volumen de eyección. Este mayor volumen de eyección, tras ser detectado por los barorreceptores arteriales y/o carotídeos, enviaría una señal al sistema nervioso central, que desencadenaría un retroceso simpático y una activación vagal durante la fase de recuperación (Borresen & Lambert, 2008).

En resumen, la respuesta fisiológica del entrenamiento cardiovagal aumenta la activación vagal y favorece la retirada de la actividad simpática mejorando la función endotelial. Todos estos mecanismos tienen beneficios para la salud cardiovascular mejoran la respuesta del cuerpo al estrés y del mismo modo mejoran la circulación sanguínea.

Capítulo V

Respuesta del entrenamiento de fuerza en la función autonómica

5.1 Ejercicio de fuerza y su relación con el sistema autonómico

El ejercicio de fuerza se define como la capacidad de la musculatura para deformar un cuerpo o para modificar la aceleración del mismo: el inicio o la detención del movimiento de un cuerpo, aumenta o reduce su velocidad o lo cambia de dirección. En otras palabras, es la capacidad de producir fuerza contra una resistencia externa la cual se sustenta en una combinación de factores morfológicos y neuronales, el área de la sección transversal del músculo, la rigidez musculotendinosa, el reclutamiento de las unidades motoras, la codificación del ritmo, la sincronización de las unidades motoras y la inhibición neuromuscular (Badillo & Ayestarán, 2002).

La evidencia científica describe que las personas que practican el entrenamiento de fuerza reducen su riesgo de mortalidad por todas las causas en un 15 %, incluso su mortalidad por enfermedades cardiovasculares en un 19 % y por cáncer en un 14 % (Shailendra *et al.*, 2022). Incluso el entrenamiento de fuerza es superior a otras terapias en calidad de vida relacionada con la salud, independencia y reintegración y otros indicadores fisiológicos relevantes para la salud (Veldema & Jansen, 2020).

En general los principales cambios fisiológicos del entrenamiento de fuerza son la mejora en la función mitocondrial de los músculos esqueléticos de tal manera que mejora la capacidad oxidativa y glucolítica, y por consiguiente la homeostasis de la glucosa en sangre. Incluso aumenta el gasto energético reduciendo la grasa abdominal y, en concreto, de la grasa visceral, mejorando el catabolismo y la hidrólisis de las lipoproteínas de muy baja densidad.

En relación con los cambios en la respuesta autonómica se produce un aumento de la actividad simpática como respuesta al factor estrés de carga producido por las metodología de entrenamiento, considerando intensidad, volumen, densidad o tipo de ejercicio (Herda 2022; Alix-Fages *et al.*, 2022). Por lo tanto, se espera que con el ejercicio de fuerza exista:

- Un aumento de la actividad del sistema nervioso simpático durante el ejercicio de fuerza corresponde a una respuesta al estrés físico mediante el aumento de la frecuencia cardíaca, la presión arterial y la respiración, lo que ayuda a suministrar más oxígeno y nutrientes a los músculos activos.
- Un aumento en la liberación de hormonas adrenérgicas. Estas hormonas estimulan la liberación de glucosa y ácidos grasos hacia la sangre, lo que proporciona una fuente de energía adicional para los músculos activos.
- La reducción de la actividad del sistema nervioso parasimpático el cual permite que el cuerpo se centre en la actividad física. Esto resulta en la disminución en los mecanismos de la digestión y la actividad intestinal, así como en una disminución de la actividad del sistema inmunológico.
- Aumento de la capacidad aeróbica: A medida que se realiza ejercicio de fuerza de manera regular, el cuerpo se adapta

para mejorar su capacidad aeróbica. Esto se logra mediante la mejora del sistema cardiovascular y respiratorio, lo que permite una mayor cantidad de oxígeno y nutrientes a los músculos activos.

El ejercicio de fuerza provoca una serie de adaptaciones en la respuesta autonómica del cuerpo, lo que resulta en un aumento de la actividad del sistema nervioso simpático, una liberación de hormonas y una reducción de la actividad del sistema nervioso parasimpático. Estas adaptaciones permiten al cuerpo manejar el estrés físico del ejercicio y mejorar su capacidad aeróbica. Sin embargo, aunque hay una disminución temporal en la actividad parasimpática durante el ejercicio de fuerza, existen algunas evidencias que sugieren que el entrenamiento de fuerza regular mejora la función parasimpática en reposo (Kassiano *et al.*, 2021).

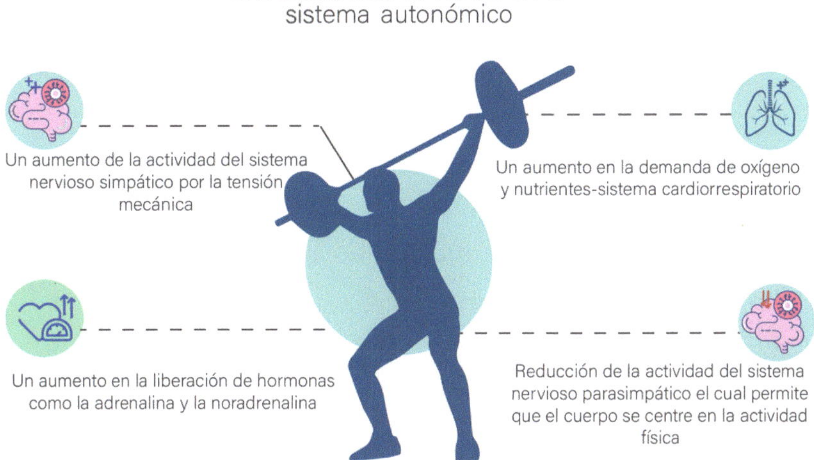

Figura 16. Entrenamiento de fuerza en el sistema autonómico.

Existen estudios especializados que afirman que el entrenamiento de fuerza mejora la función parasimpática a través de varios mecanismos. Uno de ellos es a través de la mejora de la sensibilidad a la insulina y la reducción de la resistencia a la insulina, lo que mejora la función de las células nerviosas. También se ha sostenido que el entrenamiento de fuerza mejora la función vascular, lo que a su vez mejora la función parasimpática.

Aunque durante el ejercicio de fuerza la actividad del sistema nervioso parasimpático se reduce de manera temporal, el entrenamiento de fuerza regular mejora la función parasimpática en reposo. Sin embargo, se necesita más investigación para el entendimiento completo de los mecanismos subyacentes de esta mejora (Alix-Fages *et al.*, 2022).

Existen varios mecanismos fisiológicos que explican la disminución de la respuesta simpática durante el ejercicio de fuerza (Škarabot *et al.*, 2021). A continuación, se presentan algunos de ellos:

Respuesta del barorreceptor: Durante el ejercicio de fuerza, la presión arterial aumenta debido a la contracción de los músculos. Este aumento de la presión arterial activa los barorreceptores, que son sensores ubicados en las arterias que detectan los cambios en la presión arterial. Los barorreceptores envían señales al cerebro para la reducción de la actividad simpática y el aumento de la actividad parasimpática, lo que disminuye la frecuencia cardíaca y la presión arterial.

Liberación de péptidos opioides: El ejercicio de fuerza también estimula la liberación de péptidos opioides en el cerebro, como las endorfinas. Estas sustancias inhiben la liberación de noradrenalina, que es uno de los principales neurotransmisores que activa el sistema nervioso simpático.

Aumento de la actividad parasimpática: Aunque el ejercicio de fuerza reduce la actividad parasimpática durante la actividad física, después del ejercicio, esta aumenta para facilitar la recuperación y la reparación muscular. El aumento de la actividad parasimpática inhibe la actividad simpática.

Aumento de la sensibilidad a la insulina: El entrenamiento de fuerza regular aumenta la sensibilidad a la insulina, lo que reduce la resistencia a la insulina y mejora la función de las células nerviosas. Esto disminuye la activación del sistema nervioso simpático.

Una disminución de la respuesta simpática durante el ejercicio de fuerza se explica por la respuesta del barorreceptor, la liberación de péptidos opioides, el aumento de la actividad parasimpática y el aumento de la sensibilidad a la insulina. Estos mecanismos ayudan a regular la respuesta autonómica del cuerpo durante el ejercicio de fuerza y contribuyen a los efectos beneficiosos del entrenamiento de fuerza en la salud.

5.2 Ejercicio de fuerza isométrica

La fuerza isométrica es una técnica de entrenamiento que implica la acción muscular sostenida sin movimiento en una posición específica. Este tipo de entrenamiento ha demostrado eficacia en la reducción de la presión arterial sistólica. La fuerza isométrica o entrenamiento isométrico se ha descrito como uno de los métodos más eficaces para reducir la PA. El entrenamiento isométrico de la fuerza de prensión manual o *handgrip* que se concentra en grupos musculares pequeños como los músculos flexores profundos y superficiales de los dedos (Somani *et al.*, 2018).

El entrenamiento isométrico de fuerza de prensión manual ha mostrado efectos significativos, en cuanto a la reducción de la PA en comparación con otros ejercicios como el entrenamiento de fuerza o el entrenamiento aeróbico. Asimismo, se ha demostrado que los resultados del entrenamiento isométrico de fuerza de prensión manual son de fácil ejecución, tienen una alta adherencia y se realizan en poco tiempo, además de ser una herramienta útil para quienes descartan la farmacología. En un estudio de Carlson, 2016 descubrió que el uso de la terapia de fuerza de prensión manual reducía de manera significativa la presión sistólica en -5,20 mmHg, la presión diastólica en -3,91 mmHg y la presión arterial media en -3,33 mmHg (Carlson *et al.*, 2016).

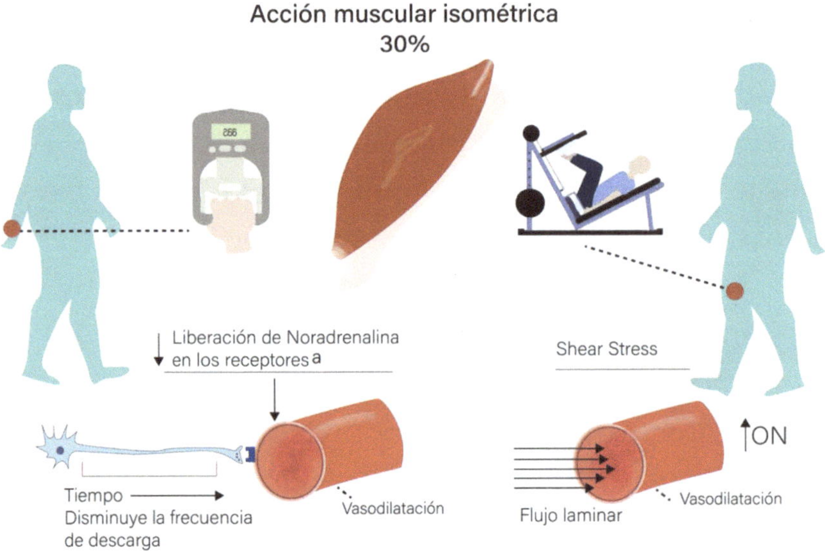

Figura 17. Efecto de la respuesta autonómica en el entrenamiento isométrico de fuerza (prensión manual y prensa en 45°).

Por lo anterior, el ejercicio isométrico favorece la vasodilatación debido a un aumento de la biodisponibilidad del óxido nítrico dependiente del endotelio, disminuyendo así la presión arterial y previniendo su aparición además de normalizar el equilibrio autonómico. Junto a esto, se ha evaluado el efecto generado por el entrenamiento de fuerza isométrica en grandes masas musculares mediante sentadillas y pesos libres al 30 % de la fuerza máxima, y los efectos fueron beneficiosos para la regulación de la presión arterial siendo escasa la evidencia e incluso otros estudios han demostrado que este tipo de entrenamiento es menos efectivo (Carlson *et al.*, 2016).

Los mecanismos fisiológicos que explican la respuesta del ejercicio isométrico en la reducción de la presión arterial serian:

Aumenta el flujo sanguíneo: Al contraer los músculos, se produce una compresión de los vasos sanguíneos, lo que reduce el flujo sanguíneo en la zona. Sin embargo, una vez que se relaja la contracción, el flujo sanguíneo aumenta, lo que provoca una disminución en la presión arterial.

Aumenta la producción de óxido nítrico: La contracción muscular isométrica también estimula la producción de óxido nítrico, favoreciendo la dilatación de los vasos sanguíneos y aumenta el flujo sanguíneo. Esto también ayuda a reducir la presión arterial.

Estimula la respuesta barorrefleja: El mecanismo barorreflejo es la respuesta fisiológica para el mantenimiento de la presión arterial frente a las variaciones de presión (posición). Cuando la presión arterial aumenta, los barorreceptores detectan el cambio y envían señales al cerebro para que disminuya la presión arterial. La acción muscular isométrica estimula la respuesta barorrefleja, lo que ayuda a reducir la presión arterial.

En general, como se ha señalado la fuerza isométrica es una técnica de entrenamiento eficaz para reducir la presión arterial. Sin embargo, es importante tener en cuenta que esta técnica de entrenamiento puede no ser adecuada para todas las personas, en especial, para aquellos con problemas cardíacos o presión arterial alta. Siempre es recomendable la consulta y el asesoramiento oportuno de un profesional de la salud antes del inicio de cualquier programa de entrenamiento (Loaiza-Betancur *et al.*, 2020).

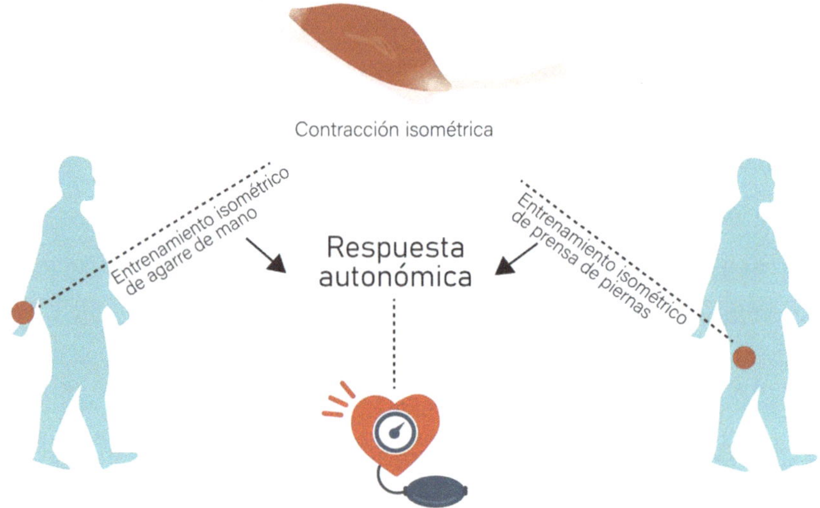

Figura 18. Efecto de la respuesta autonómica en el entrenamiento isométrico de fuerza en grandes y pequeños grupos musculares.

5.3 Ejercicios de fuerza máxima

El entrenamiento de fuerza es un tipo de ejercicio físico que proporciona beneficios funcionales significativos para la salud y el rendimiento deportivo, incluida la hipertrofia muscular y, posiblemente, la hiperplasia (Roberts *et al.* 2015). Tradicionalmente, los programas de entrenamiento de fuerza consisten en ejercicios con resistencia o carga externa que comprenden repeticiones hasta antes de alcanzar el agotamiento muscular.

Existen reportes científicos que sugieren que la magnitud de la carga del entrenamiento de fuerza podría modificar el balance autónomo cardíaco de manera coherente con un predominio del sistema nervioso simpático. No obstante, otros autores han señalado que el entrenamiento de fuerza no afecta la VFC en reposo (Bhati *et al.*, 2018).

Las adaptaciones cardíacas del SNA al entrenamiento de fuerza estarían relacionadas con la dosis de la carga, mostrando un cambio progresivo hacia un predominio parasimpático a medida que la carga de entrenamiento se acerca al máximo. Por lo tanto, las adaptaciones del SNA al entrenamiento parecen ser principalmente específicas del deporte y no generalizadas. En esta línea, se podría describir que los ejercicios de resistencia requieren una demanda cardíaca más prolongada, lo que implica una mayor activación simpática en comparación con los requerimientos de una carga externa en un tiempo más corto e intenso, como una rutina de levantamiento de peso.

Algunos autores señalan que existe una relación dosis-respuesta que tiene un comportamiento no lineal el estímulo de entrenamiento y regulación autonómica. En general, parece que las adaptaciones cardíacas del SNA dependen, en gran medida y de forma individual, del tipo de entrenamiento que se realiza y, por lo tanto, de las prácticas de entrenamiento específicas del deporte (Lellamo *et al.*, 2013).

Una justificación podría ser que, al examinar la relación entre SNA y el entrenamiento físico, sea necesario considerar el grado de esfuerzo realizado por cada persona, además de la especificidad del entrenamiento.

Capítulo VI

Respuesta de los estiramientos en la función autonómica

El estiramiento se considera como una forma de ejercicio recomendada como parte de un programa de acondicionamiento físico general, usado ampliamente para mejorar la flexibilidad y prevenir lesiones.

Recientemente, se han propuesto los estiramientos como una terapia complementaria eficaz para la disminución de la función cardiovascular asociada con el envejecimiento y el estilo de vida sedentario (Kruse *et al.*, 2017). En este sentido, debemos comprender que esta modalidad de ejercicio es de baja intensidad; por lo tanto, genera una menor demanda cardiovascular y metabólica que el ejercicio aeróbico o de fuerza tradicional.

6.1 Efectos de los estiramientos sobre la variabilidad de la frecuencia cardíaca

Se ha informado que la actividad vagal aumenta después de este tipo de ejercicios de estiramiento en diferentes poblaciones. Por ejemplo, un estudio de Hotta *et al.* investigó los efectos de los estiramientos sobre la VFC en pacientes con cardiopatía isquémica. Los participantes realizaron 5 ejercicios de estiramientos estáticos activos (con intervalos de 30 segundos) para el antebrazo, el tronco y los isquiotibiales. Los resultados de este estudio mostraron un aumento significativo en la potencia espectral HF (alta frecuencia) de la VFC, después de la sesión de estiramiento. En esta línea, Farinatti *et al.* realizaron un programa con 3 estiramientos estáticos activos para el tronco y los isquiotibiales. Se observaron aumentos significativos en SDNN y RMSSD, posterior a los estiramientos. Además, reportó que la FC disminuyó después de la sesión, lo que llevó a estos investigadores a la conclusión de que un aumento del tono vagal puede haber sido responsable de la reducción de la FC en el período posterior a la intervención.

Algunas justificaciones fisiológicas frente al ejercicio de estiramiento estático activo es la activación de los mecanorreceptores de fibra tipo III, lo que conduce a la inhibición de las descargas parasimpáticas y al aumento de la actividad simpática (Drew *et al.*, 2008), contribuyendo así a un aumento de la FC durante el estiramiento estático y a una recuperación temprana. Por tanto, parece que 15 minutos es tiempo suficiente para la recuperación simpática y la reactivación vagal después de un estiramiento, lo que lleva a una disminución de la FC.

Al comparar la respuesta de un estiramiento estático activo y pasivo, la respuesta de este último se caracteriza por un cambio a un estado de actividad parasimpática dominante, aunque la respuesta es similar para ambos después de completar un estiramiento. Es difícil identificar los mecanismos responsables de la diferencia entre las respuestas autónomas durante el estiramiento activo y pasivo a partir de la literatura actual. Sin embargo, la contracción del músculo no activo podría considerarse como una posibilidad para el aumento de la actividad simpática durante el estiramiento activo (Alter *et al.* 2004) que no se observa durante el estiramiento pasiva.

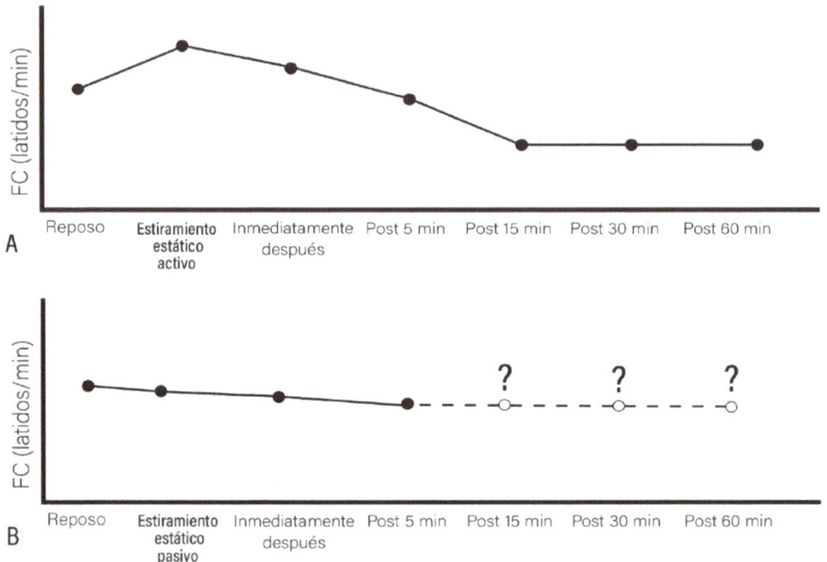

Figura 19. Respuesta de la frecuencia cardíaca (FC) en función del estiramiento estático. A) estiramiento estático activo y B) estiramiento estático pasivo.

6.2 Mecanismos fisiológicos

Los mecanismos potenciales que subyacen al efecto del entrenamiento de estiramiento sobre la VFC no se comprenden completamente. Una posibilidad es una sensibilidad barorrefleja mejorada (Collier *et al.*, 2009). Ciertamente, la literatura científica sugiere que el estiramiento pasivo aumenta el control barorreflejo de forma aguda (Drew *et al.*, 2008). Aunque la rigidez aórtica es un determinante importante de la reducción de la sensibilidad barorrefleja cardiovagal en adultos mayores, los efectos del estiramiento sobre la rigidez arterial son controvertidos. Por ejemplo, un estudio previo demostró una disminución de la rigidez arterial después de un protocolo de ejercicio de estiramiento en hombres sanos (Nishiwaki *et al.*, 2015). Otro mecanismo potencial para un cambio hacia la dominancia cardiovagal es la relajación psíquicofísica.

Como se ha descrito, los ejercicios de estiramiento provocaría efectos fisiológicos de la respuesta de relajación (Wong *et al.*, 2014.). Por tanto, podemos especular que la relajación podría ser uno de los mecanismos implicados en la disminución de la actividad simpática en reposo.

Otro mecanismo potencial podría ser un aumento en los niveles de óxido nítrico. Antecedentes sugieren que el ON puede desempeñar un papel en el balance autonómico al aumentar la actividad parasimpática y reducir la actividad simpática. Lo anterior justifica que los ejercicios de estiramiento aumentan de forma aguda la vasodilatación dependiente de ON, al tiempo que mejoran el control cardiovagal.

Glosario

5H-T:	receptor de serotonina.
ACTH:	hormona adrenocorticotrópica (por sus siglas en inglés).
ADH:	hormona antidiurética.
ADN:	ácido desoxirribonucleico.
AVP:	arginina vasopresina.
CRH o	
CRH1.	hormona liberadora de corticotropina. (por sus siglas en inglés).
FC:	frecuencia cardíaca.
GCo:	glucocorticoides.
GC:	gasto cardíaco.
HF:	alta frecuencia (por sus siglas en inglés)
HHS:	eje hipotálamo-hipofisario-suprarrenal.
HPA:	eje hipotálamo-pituitario-adrenal.
HRV:	variabilidad de la frecuencia cardíaca (por sus siglas en inglés).
LF:	baja frecuencia (por sus siglas en inglés).
NPVH:	núcleo paraventricular-hipotalámico.
PA:	presión arterial.
PAD:	presión arterial diastólica.
PAR:	presión arterial en reposo.
PAS:	presión arterial sistólica.
PVN:	Núcleo paraventricular (por sus siglas en inglés).
QT:	espacio ente inicio de la onda Q y culminación la onda T.
RG:	receptores glucocorticoides.
RM:	receptores minera-lococorticoides.

RMSSD: desviación estándar de las diferencias absolutas sucesivas de los intervalos RR.

RR: intervalo desde una onda R a otra onda R.

SDNN: desviación estándar de los intervalos RR.

SGA: síndrome general de adaptación.

SN: sistema nervioso.

SNA: sistema nervioso autónomo.

SNC: sistema nervioso central.

SNP: sistema nervioso parasimpático.

SNPe: sistema nervioso periférico.

SNS: sistema nervioso simpático.

VFC: variabilidad de la frecuencia cardíaca.

VLF: muy baja frecuencia.

VO_2: capacidad cardiorrespiratoria.

VS: volumen sistólico.

Referencias bibliográficas

Abreu, R. M., Rehder-Santos, P., Simões, R. P., & Catai, A. M. (2019). Can high-intensity interval training change cardiac autonomic control? A systematic review. Brazilian Journal of Physical Therapy, 23(4). https://doi.org/10.1016/j.bjpt.2018.09.010

Alix-Fages, C., Del Vecchio, A., Baz-Valle, E., Santos-Concejero, J., & Balsalobre-Fernández, C. (2022). The role of the neural stimulus in regulating skeletal muscle hypertrophy. European Journal of Applied Physiology, 122(5). https://doi.org/10.1007/s00421-022-04906-6

Alshak, M. N., & Das, J. M. (2023). Neuroanatomy, Sympathetic Nervous System. In StatPearls [Internet]. StatPearls Publishing.

Alter, M. Neuroscience of Flexibility. In: 3rd, ed. Science of Flexibility. Champaign, IL: Human Kinetics Pub, 2004. pp. 78–86

Badillo, J. J. G., & Ayestarán, E. G. (2002). Fundamentos del entrenamiento de la fuerza. Aplicación al alto rendimiento deportivo. Texto básico del Máster Universitario en Alto Rendimiento Deportivo del Comité Olímpico Español y de la Universidad Autónoma de Madrid. INDE.

Benarroch, E. E. (2020). Physiology and Pathophysiology of the Autonomic Nervous System. Continuum, 26(1). https://doi.org/10.1212/CON.0000000000000817

Besnier, F., Labrunée, M., Pathak, A., Pavy-Le, T. A., Galès, C., Sénard, J. M., & Guiraud, T. (2017). Exercise training-induced modification in autonomic nervous system: An update for cardiac patients. Annals of Physical and Rehabilitation Medicine, 60(1). https://doi.org/10.1016/j.rehab.2016.07.002

Bhati, P., J. A. Moiz, G. R. Menon, and M. E. Hussain. 2018. Does resistance training modulate cardiac autonomic control? A systematic review and meta-analysis. Clin. Auton. Res 29: 75–103. https://doi.org/10.1007/s10286-018-05583.

Bompa, T. O., & Buzzichelli, C. A. (2019). Periodización: teoría y metodología del entrenamiento. Ediciones Tutor, S.A.

Borresen, J., & Lambert, M. I. (2008). Autonomic control of heart rate during and after exercise: measurements and implications for monitoring training status. Sports Medicine, 38(8). https://doi.org/10.2165/00007256-200838080-00002

Carlson, D. J., Inder, J., Palanisamy, S. K. A., McFarlane, J. R., Dieberg, G., & Smart, N. A. (2016). The efficacy of isometric resistance training utilizing handgrip exercise for blood pressure management: A randomized trial. Medicine, 95(52). https://doi.org/10.1097/MD.0000000000005791

Casanova-Lizón, A., Manresa-Rocamora, A., Flatt, A. A., Sarabia, J. M., & Moya-Ramón, M. (2022). Does Exercise Training Improve Cardiac-Parasympathetic Nervous System Activity in Sedentary People? A Systematic Review with Meta-Analysis. International Journal of Environmental Research and Public Health, 19(21). https://doi.org/10.3390/ijerph192113899

Catai, A. M., Pastre, C. M., Godoy, M. F., Silva, E. D., Takahashi, A. C. M., & Vanderlei, L. C. M. (2020). Heart rate variability: are you using it properly? Standardisation checklist of procedures. Brazilian Journal of Physical Therapy, 24(2). https://doi.org/10.1016/j.bjpt.2019.02.006

Chinnaiyan, K. M. (2019). Role of stress management for cardiovascular disease prevention. Current Opinion in Cardiology, 34(5). https://doi.org/10.1097/HCO.0000000000000649

Cole, W. C., Gordon, G. R., & Braun, A. P. (2019). Cellular and Ionic Mechanisms of Arterial Vasomotion. Advances in Experimental Medicine and Biology, 1124. https://doi.org/10.1007/978-981-13-5895-1_12

Collier, SR, Kanaley, JA, Carhart, R, Frechette, V, Tobin, MM, Bennett, N, et al. Cardiac autonomic function and baroreflex changes following 4 weeks of resistance versus aerobic training in individuals with pre-hypertension. Acta Physiol 195: 339–348, 2009

D'Angelo, J., Ritchie, S. D., Oddson, B., Gagnon, D. D., Mrozewski, T., Little, J., & Nault, S. (2023). Using Heart Rate Variability Methods for Health-Related Outcomes in Outdoor Contexts: A Scoping Review of Empirical Studies. International Journal of Environmental Research and Public Health, 20(2). https://doi.org/10.3390/ijerph20021330

Daniela, M., Catalina, L., Ilie, O., Paula, M., Daniel-Andrei, I., & Ioana, B. (2022). Effects of Exercise Training on the Autonomic Nervous System with a Focus on Anti-Inflammatory and Antioxidants Effects. Antioxidants & Redox Signaling, 11(2). https://doi.org/10.3390/antiox11020350

Dardi, P., Dos Reis Costa, D. E. F., Assunção, H. C. R., & Rossoni, L. V. (2022). Venous endothelial function in cardiovascular disease. Bioscience Reports, 42(11). https://doi.org/10.1042/BSR20220285

Delbono, O., Rodrigues, A. C. Z., Bonilla, H. J., & Messi, M. L. (2021). The emerging role of the sympathetic nervous system in skeletal muscle motor innervation and sarcopenia. Ageing Research Reviews, 67. https://doi.org/10.1016/j.arr.2021.101305

Drew, RC, McIntyre, DB, Ring, C, and White, MJ. Local metabolite accumulation augments passive muscle stretch-induced modulation of carotid-cardiac but not carotid-vasomotor baroreflex sensitivity in man. Exp Physiol 93: 1044–1057, 2008

Duarte, C., Castro, C., & Araujo, C. (2013). Treinamento para disfunção vagal cardíaca com repetições da transição repouso-exercício. Revista Brasileira de Atividade Física & Saúde, 18(06). https://doi.org/10.12820/rbafs.v.18n6p688

Earnest, C. P., Rothschild, J., Harnish, C. R., & Naderi, A. (2019). Metabolic adaptations to endurance training and nutrition strategies influencing performance. Research in Sports Medicine, 27(2). https://doi.org/10.1080/15438627.2018.1544134

Elboim-Gabyzon, M., Buxbaum, R., & Klein, R. (2021). The Effects of High-Intensity Interval Training (HIIT) on Fall Risk Factors in Healthy Older Adults: A Systematic Review. International Journal of Environmental Research and Public Health, 18(22). https://doi.org/10.3390/ijerph182211809

Espinoza-Salinas, A., Brito, C., Arenas, S. G., Peiret, V. L., Molina, S. E., Cigarroa, C. I., & González-Jurado, J. A. (2022). Autonomic function and its relationship with central obesity and hemodynamic variables in obese and overweight adults. Nutrición Hospitalaria: Órgano Oficial de La Sociedad Española de Nutrición Parenteral y Enteral, 39(2). https://doi.org/10.20960/nh.03808

Espinoza-Salinas, A., González-Jurado, J., Burdiles-Alvarez, A., Arenas-Sanchez, G., & Bobadilla, M. (2019). Efectos del entrenamiento cardiovagal en la respuesta autonómica en personas con sobrepeso (Effects of cardiovagal training on autonomic response in overweight people). Retos Digital, 38, 118-122.

Eugster, P. J., Bourdillon, N., Vocat, C., Wuerzner, G., Nguyen, T., Millet, G. P., & Grouzmann, E. (2022). Kinetics of neuropeptide Y, catecholamines, and physiological responses during moderate and heavy intensity exercises. Neuropeptides, 92. https://doi.org/10.1016/j.npep.2022.102232

Fiuza-Luces, C., Santos-Lozano, A., Joyner, M., Carrera-Bastos, P., Picazo, O., Zugaza, J. L., Izquierdo, M., Ruilope, L. M., & Lucia, A. (2018). Exercise benefits in cardiovascular disease: beyond attenuation of traditional risk factors. Nature Reviews. Cardiology, 15(12). https://doi.org/10.1038/s41569-018-0065-1

Freberg, L. (2015). Discovering Behavioral Neuroscience: An Introduction to Biological Psychology. Cengage Learning.

Fu, Q. (2022). Autonomic dysfunction and cardiovascular risk in post-traumatic stress disorder. Autonomic Neuroscience: Basic & Clinical, 237. https://doi.org/10.1016/j.autneu.2021.102923

Fung, E., Ting Lui, L., Gustafsson, F., Yau, F. C. F., Leung, J. C. S., Wiklund, P., Järvelin, M.-R., Macdonald, P. S., & Woo, J. (2021). Predicting 10-year mortality in older adults using VO2max, oxygen uptake efficiency slope and frailty class. European Journal of Preventive Cardiology, 28(10), 1148-1151.

Gibbons, C. H. (2019). Basics of autonomic nervous system function. Handbook of Clinical Neurology, 160. https://doi.org/10.1016/B978-0-444-64032-1.00027-8

Graham, R. M. (1990). Adrenergic receptors: structure and function. Cleveland Clinic Journal of Medicine, 57(5). https://doi.org/10.3949/ccjm.57.5.481

Gronwald, T., & Hoos, O. (2020). Correlation properties of heart rate variability during endurance exercise: A systematic review. Annals of Noninvasive Electrocardiology: The Official Journal of the International Society for Holter and Noninvasive Electrocardiology, Inc, 25(1). https://doi.org/10.1111/anec.12697

Hanani, M., & Spray, D. C. (2020). Emerging importance of satellite glia in nervous system function and dysfunction. Nature Reviews. Neuroscience, 21(9). https://doi.org/10.1038/s41583-020-0333-z

Handler, A., & Ginty, D. D. (2021). The mechanosensory neurons of touch and their mechanisms of activation. Nature Reviews. Neuroscience, 22(9). https://doi.org/10.1038/s41583-021-00489-x

Hart, E. C., Wallin, B. G., Curry, T. B., Joyner, M. J., Karlsson, T., & Charkoudian, N. (2011). Hysteresis in the sympathetic baroreflex: role of baseline nerve activity. The Journal of Physiology, 589(Pt 13). https://doi.org/10.1113/jphysiol.2011.208538

Hearon, C. M., Richards, J. C., Racine, M. L., Luckasen, G. J., Larson, D. G., & Dinenno, F. A. (2020). Augmentation of endothelium-dependent vasodilatory signalling improves functional sympatholysis in contracting muscle of older adults. The Journal of Physiology, 598(12), 2323-2336.

Herda, T. J. (2022). Resistance exercise training and the motor unit. European Journal of Applied Physiology, 122(9). https://doi.org/10.1007/s00421-022-04983-7

Holmes, C. J., MacDonald, H. V., Esco, M. R., Fedewa, M. V., Wind, S. A., & Winchester, L. J. (2022). Comparison of Heart Rate Variability Responses to Varying Resistance Exercise Volume-Loads. Research Quarterly for Exercise and Sport, 93(2). https://doi.org/10.1080/02701367.2020.1851351

Hypothalamic-pituitary-adrenal axis and stress (2020). In Handbook of Clinical Neurology (Vol. 175, pp. 55-64). Elsevier.

Iellamo, F., V. Manzi, G. Caminiti, B. Sposato, M. Massaro, A. Cerrito, et al. 2013. Dose–response relationship of baroreflex sensitivity and heart rate variability to individually-tailored exercise training in patients with heart failure. Int. J. Cardiol. 166: 334–339.

Ingrosso, D. M. F., Primavera, M., Samvelyan, S., Tagi, V. M., & Chiarelli, F. (2023). Stress and Diabetes Mellitus: Pathogenetic Mechanisms and Clinical Outcome. Hormone Research in Paediatrics, 96(1). https://doi.org/10.1159/000522431

Johnson, C. D., Roe, S., & Tansey, E. A. (2013). Investigating autonomic control of the cardiovascular system: a battery of simple tests. Advances in Physiology Education, 37(4), 401-404.

Jpas, A., Bessa, M., Lopes, L. T. P., Gonçalves, A., Roever, L., & Zanetti, H. R. (2021). Isometric handgrip exercise training reduces resting systolic blood pressure but does not interfere with diastolic blood pressure and heart rate variability in hypertensive subjects: a systematic review and meta-analysis of randomized clinical trials. Hypertension Research: Official Journal of the Japanese Society of Hypertension, 44(9). https://doi.org/10.1038/s41440-021-00681-7

Kassiano, W., de Vasconcelos Costa, B. D., Lima-Júnior, D., Gantois, P., de Souza Fonseca, F., da Cunha Costa, M., & de Sousa Fortes, L. (2021). Parasympathetic Nervous Activity Responses to Different Resistance Training Systems. International Journal of Sports Medicine, 42(1). https://doi.org/10.1055/a-1219-7750

Kim, S., Choi, J. Y., Moon, S., Park, D. H., Kwak, H. B., & Kang, J. H. (2019). Roles of myokines in exercise-induced improvement of neuropsychiatric function. Pflugers Archiv: European Journal of Physiology, 471(3). https://doi.org/10.1007/s00424-019-02253-8

King, J., & Lowery, D. R. (2022). Physiology, Cardiac Output. In StatPearls [Internet]. StatPearls Publishing.

Koeppen, B. M., & Stanton, B. A. (2017). Berne & Levy Physiology. First South Asia Edition-E-Book. Elsevier Health Sciences.

Kreipke, R. E., & Birren, S. J. (2015). Innervating sympathetic neurons regulate heart size and the timing of cardiomyocyte cell cycle withdrawal. The Journal of Physiology, 593(23). https://doi.org/10.1113/JP270917

Kruse, NT and Scheuermann, BW. Cardiovascular responses to skeletal muscle stretching: "Stretching" the truth or a new exercise paradigm for cardiovascular medicine? Sport Med 47: 2507–2520, 2017

Lemay, V., Hoolahan, J., & Buchanan, A. (2019). Impact of a Yoga and Meditation Intervention on Students' Stress and Anxiety Levels. American Journal of Pharmaceutical Education, 83(5). https://doi.org/10.5688/ajpe7001

Loaiza-Betancur, A. F., Pérez, B. E., Montoya, D. J., & Chulvi-Medrano, I. (2020). Effect of Isometric Resistance Training on Blood Pressure Values in a Group of Normotensive Participants: A Systematic Review and Meta-analysis. Sports Health, 12(3). https://doi.org/10.1177/1941738120908070

Manresa-Rocamora, A., Sarabia, J. M., Javaloyes, A., Flatt, A. A., & Moya-Ramón, M. (2021). Heart Rate Variability-Guided Training for Enhancing Cardiac-Vagal Modulation, Aerobic Fitness, and Endurance Performance: A Methodological Systematic Review with Meta-Analysis. International Journal of Environmental Research and Public Health, 18(19). https://doi.org/10.3390/ijerph181910299

Marasingha-Arachchige, S. U., Rubio-Arias, J. Á., Alcaraz, P. E., & Chung, L. H. (2022). Factors that affect heart rate variability following acute resistance exercise: A systematic review and meta-analysis. Journal of Sport and Health Science, 11(3). https://doi.org/10.1016/j.jshs.2020.11.008

Michael, S., Jay, O., Graham, K. S., & Davis, G. M. (2018). Influence of exercise modality on cardiac parasympathetic and sympathetic indices during post-exercise recovery. Journal of Science and Medicine in Sport/Sports Medicine Australia, 21(10). https://doi.org/10.1016/j.jsams.2018.01.015

Molina-Jiménez, T., Gutiérrez-García, A. G., Hernández-Domínguez, L., & M. Contreras, C. (2008). Estrés psicosocial: algunos aspectos clínicos y experimentales. Anales de Psicología/Annals of Psychology, 24(2), 353-360. Recuperado a partir de https://revistas.um.es/analesps/article/view/42951 Selye, H. (1956). The stress of life. McGraw-Hill.

Morgan, J. A., Corrigan, F., & Baune, B. T. (2015). Effects of physical exercise on central nervous system functions: a review of brain region specific adaptations. Journal of Molecular Psychiatry, 3(1), 3.

Nicolaides, N. C., Kyratzi, E., Lamprokostopoulou, A., Chrousos, G. P., & Charmandari, E. (2015). Stress, the stress system and the role of glucocorticoids. Neuroimmunomodulation, 22(1-2). https://doi.org/10.1159/000362736

Niebauer, J., & Cooke, J. P. (1996). Cardiovascular effects of exercise: role of endothelial shear stress. Journal of the American College of Cardiology, 28(7), 1652-1660.

Nishiwaki, M, Yonemura, H, Kurobe, K, and Matsumoto, N. Four weeks of regular static stretching reduces arterial stiffness in middle- aged men. Springerplus 4: 555, 2015

Noushad, S., Ahmed, S., Ansari, B., Mustafa, U. H., Saleem, Y., & Hazrat, H. (2021). Physiological biomarkers of chronic stress: A systematic review. International Journal of Health Sciences, 15(5). https://pubmed.ncbi.nlm.nih.gov/34548863/

Nowacka-Chmielewska, M., Grabowska, K., Grabowski, M., Meybohm, P., Burek, M., & Małecki, A. (2022). Running from Stress: Neurobiological Mechanisms of Exercise-Induced Stress Resilience. International Journal of Molecular Sciences, 23(21). https://doi.org/10.3390/ijms232113348

Nowacka-Chmielewska, M., Grabowska, K., Grabowski, M., Meybohm, P., Burek, M., & Małecki, A. (2022). Running from Stress: Neurobiological Mechanisms of Exercise-Induced Stress Resilience. International Journal of Molecular Sciences, 23(21). https://doi.org/10.3390/ijms232113348

Öner, S. C., & Karagün, E. (2022). Effect of Pilates exercise on cognitive distortion, stress coping and psychological endurance of women victim of violence. The Journal of Sports Medicine and Physical Fitness, 62(2). https://doi.org/10.23736/S0022-4707.21.12080-8

Pagan, L. U., Gomes, M. J., & Okoshi, M. P. (2018). Endothelial Function and Physical Exercise. Arquivos Brasileiros de Cardiologia, 111(4), 540.

Perrone, M. A., Volterrani, M., Manzi, V., Barchiesi, F., & Iellamo, F. (2021). Heart rate variability modifications in response to different types of exercise training in athletes. The Journal of Sports Medicine and Physical Fitness, 61(10). https://doi.org/10.23736/S0022-4707.21.12480-6

Quindry, J. C., Franklin, B. A., Chapman, M., Humphrey, R., & Mathis, S. (2019). Benefits and Risks of High-Intensity Interval Training in Patients with Coronary Artery Disease. The American Journal of Cardiology, 123(8). https://doi.org/10.1016/j.amjcard.2019.01.008

Roberts, C. K., M. M. Lee, M. Katiraie, S. l. Krell, S. S. Angadi, M. K. Chronley, et al. 2015. Strength fitness and body weight status on markers of cardiometabolic health. Med Sci. Sports Exerc. 47: 1211–1218.

Rosenwinkel, E. T., Bloomfield, D. M., Arwady, M. A., & Goldsmith, R. L. (2001). Exercise and autonomic function in health and cardiovascular disease. Cardiology Clinics, 19(3), 369-387.

Roy, T. K., & Secomb, T. W. (2014). Functional sympatholysis and sympathetic escape in a theoretical model for blood flow regulation. Frontiers in Physiology, 5, 85805.

Saxton, S. N., Clark, B. J., Withers, S. B., Eringa, E. C., & Heagerty, A. M. (2019). Mechanistic Links between Obesity, Diabetes, and Blood Pressure: Role of Perivascular Adipose Tissue. Physiological Reviews, 99(4). https://doi.org/10.1152/physrev.00034.2018

Seravalle, G., & Grassi, G. (2022). Effect of Regular Exercise on Autonomic Nervous System Activity. Exercise, Sports and Hypertension, 31-42.

Shaffer, F., & Ginsberg, J. P. (2017). An Overview of Heart Rate Variability Metrics and Norms. Frontiers in Public Health, 5, 290215.

Shailendra, P., Baldock, K. L., Li, L. S. K., Bennie, J. A., & Boyle, T. (2022). Resistance Training and Mortality Risk: A Systematic Review and Meta-Analysis. American Journal of Preventive Medicine, 63(2). https://doi.org/10.1016/j.amepre.2022.03.020

Sharkey, K. A., & Mawe, G. M. (2023). The enteric nervous system. Physiological Reviews, 103(2). https://doi.org/10.1152/physrev.00018.2022

Silva, L. R. B., Gentil, P. R. V., Beltrame, T., Filho, M. A. B., Alves, F. M., Silva, M. S., Pedrino, G. R., Ramirez-Campillo, R., Coswig, V., & Rebelo, A. C. S. (2019). Exponential model for analysis of heart rate responses and autonomic cardiac modulation during different intensities of physical exercise. Royal Society Open Science, 6(10). https://doi.org/10.1098/rsos.190639

Škarabot, J., Brownstein, C. G., Casolo, A., Del Vecchio, A., & Ansdell, P. (2021). The known and unknowns of neural adaptations to resistance training. European Journal of Applied Physiology, 121(3). https://doi.org/10.1007/s00421-020-04567-3

Solomou, S., Logue, J., Reilly, S., & Perez-Algorta, G. (2023). A systematic review of the association of diet quality with the mental health of university students: implications in health education practice. Health Education Research, 38(1). https://doi.org/10.1093/her/cyac035

Somani, Y. B., Baross, A. W., Brook, R. D., Milne, K. J., McGowan, C. L., & Swaine, I. L. (2018). Acute Response to a 2-Minute Isometric Exercise Test Predicts the Blood Pressure-Lowering Efficacy of Isometric Resistance Training in Young Adults. American Journal of Hypertension, 31(3), 362-368.

Somani, Y. B., Baross, A. W., Brook, R. D., Milne, K. J., McGowan, C. L., & Swaine, I. L. (2018). Acute Response to a 2-Minute Isometric Exercise Test Predicts the Blood Pressure-Lowering Efficacy of Isometric Resistance Training in Young Adults. American Journal of Hypertension, 31(3), 362-368.

Souza, H. C. D., Philbois, S. V., Veiga, A. C., & Aguilar, B. A. (2021). Heart Rate Variability and Cardiovascular Fitness: What We Know so Far. Vascular Health and Risk Management, 17. https://doi.org/10.2147/VHRM.S279322

Strasser, B., & Burtscher, M. (2018). Survival of the fittest: VO2max, a key predictor of longevity? Frontiers in Bioscience, 23(8). https://doi.org/10.2741/4657

Strüven, A., Holzapfel, C., Stremmel, C., & Brunner, S. (2021). Obesity, Nutrition and Heart Rate Variability. International Journal of Molecular Sciences, 22(8). https://doi.org/10.3390/ijms22084215

Stults-Kolehmainen, M. A., & Sinha, R. (2014). The effects of stress on physical activity and exercise. Sports Medicine, 44(1). https://doi.org/10.1007/s40279-013-0090-5.

Sun, M. K., & Alkon, D. L. (2014). Stress: perspectives on its impact on cognition and pharmacological treatment. Behavioural Pharmacology, 25(5-6). https://doi.org/10.1097/FBP.0000000000000045

Thomas, G. D. (2015). Functional sympatholysis in hypertension. Autonomic Neuroscience: Basic & Clinical, 188, 64.

Tinken, T. M., Thijssen, D. H. J., Hopkins, N., Dawson, E. A., Cable, N. T., & Green, D. J. (2010). Shear stress mediates endothelial adaptations to exercise training in humans. Hypertension, 55(2), 312-318.

Tornero-Aguilera, J. F., Jimenez-Morcillo, J., Rubio-Zarapuz, A., & Clemente-Suárez, V. J. (2022). Central and Peripheral Fatigue in Physical Exercise Explained: A Narrative Review. International Journal of Environmental Research and Public Health, 19(7). https://doi.org/10.3390/ijerph19073909.

Tremblay, J. C., & Bailey, D. M. (2019). Physical activity and the stress of shear: Vasoprotective or vasopreventative? Experimental Physiology, 104(9), 1329-1330.

Van Laethem, M., Beckers, D. G. J., Dijksterhuis, A., & Geurts, S. A. E. (2017). Stress, fatigue, and sleep quality leading up to and following a stressful life event. Stress and Health: Journal of the International Society for the Investigation of Stress, 33(4), 459-469.

Veldema, J., & Jansen, P. (2020). Resistance training in stroke rehabilitation: systematic review and meta-analysis. Clinical Rehabilitation, 34(9). https://doi.org/10.1177/0269215520932964.

Vieluf, S., Hasija, T., Jakobsmeyer, R., Schreier, P. J., & Reinsberger, C. (2019). Exercise-Induced Changes of Multimodal Interactions within the Autonomic Nervous Network. Frontiers in Physiology, 10, 423983.

Wilmore, J. H., & Costill, D. L. (2007). Fisiología del esfuerzo y del deporte (Color). Editorial Paidotribo.

Wong, A and Figueroa, A. Eight weeks of stretching training reduces aortic wave reflection magnitude and blood pressure in obese postmenopausal women. J Hum Hypertens 28: 246–250, 2014.